看護師国試

これだけ覚える

必修問題

岐阜大学医学部看護学科准教授
小木曽 加奈子［監修］

’25年版

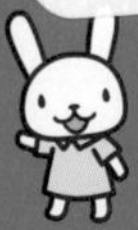

成美堂出版

『これだけ覚える 看護師国試 必修問題'24年版』収録の内容が第113回看護師国家試験で多数出題！

本書は、看護師国家試験を受験する方がより本試験に近い問題にチャレンジできるよう、過去問題を分析・研究し、精度の高い問題の収録を目指しています。その結果、**第113回看護師国家試験において、以下のように、一問一答の「いますぐチェック！」部分で確認した知識が役立つ問題が多数出題されました。**今年版も、これまでの経験と研究成果を活かして、看護師国家試験突破に役立つ問題の収録を目指して編集しております。

※掲載ページ内容は昨年('24年)版のものです。今年版とは異なる場合もあります。

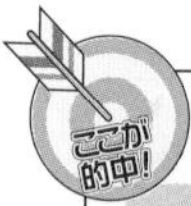

第113回国試 午前6

令和元年(2019年)の国民健康・栄養調査で20歳以上の男性における喫煙習慣者の割合に最も近いのはどれか。
3. 27%

いますぐチェック！ P.39 Q7

男性の喫煙習慣者の割合は40%を超えている
(×：男性は27.1%、女性は7.6%〈2019年〉)

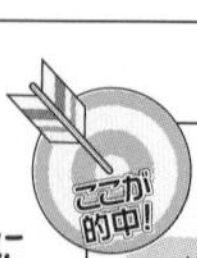

第113回国試 午前15

経口感染するウイルス性肝炎はどれか。
1. A型肝炎

いますぐチェック！ P.177 Q1

A型肝炎は経口感染で発症する
(○：魚介類の生食などにより感染し、急性肝炎を起こす)

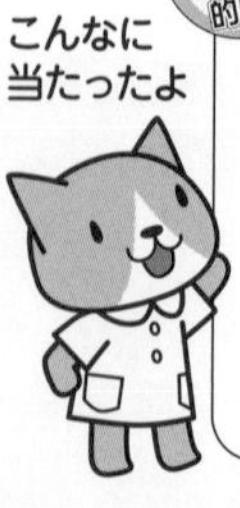

ここが的中!

第113回国試 午前20

医療法施行規則に定められている病院の一般病床における患者１人に必要な病室床面積はどれか。
4. 6.4㎡以上

いますぐチェック！ P.227 Q9
病室床面積は、患者１人につき5.5㎡以上と定められている
（×：１人につき6.4㎡以上である）

ここが的中!

第113回国試 午後13

正期産となる出産時期はどれか。
3. 妊娠37週日から41週6日

いますぐチェック！ P.63 Q2
妊娠36週以降42週未満の出生児を正期産児という
（×：妊娠37週以降42週未満である）

そのほかにも的中続出!!

第113回国試 午前7	**いますぐチェック！** P.69 Q1
第113回国試 午前10	**いますぐチェック！** P.79 Q3
第113回国試 午前17	**いますぐチェック！** P.205 Q8
第113回国試 午前38	**いますぐチェック！** P.219 Q6
第113回国試 午前65	**いますぐチェック！** P.159 Q6
第113回国試 午後5	**いますぐチェック！** P.51 Q10
第113回国試 午後10	**いますぐチェック！** P.31 Q5
第113回国試 午後15	**いますぐチェック！** P.165 Q4
第113回国試 午後22	**いますぐチェック！** P.247 Q3
第113回国試 午後25	**いますぐチェック！** P.205 Q9

的中！

はじめに

保健師助産師看護師国家試験出題基準令和5年版が公開されていますので、新しい出題基準に沿って学習をしていってください。第113回看護師国家試験の必修問題では、前年に続きやや難易度が高い問題も出題されましたが、基本的な内容の学習により、必修問題の80％以上を正答することはできます。特に必修問題は、過去に出題された内容と類似した問題が多いこともあり、出題基準に沿った学習を丁寧に行えば、必ず点数のアップにつながります。その反面、知っている、あるいは知らないということだけで、正答できるか否かが分かれます。

特に「第1章　健康および看護における社会的・倫理的側面について基本的な知識を問う」では、平均寿命や出生率などの統計に関する数値であったり、保健師助産師看護師法などの法律にかかわる内容があります。これらは、反復学習をしながら、記憶にとどめていくことが必要です。本書は、看護師国家試験の必修問題の正答に必要な基礎知識と、看護師国家試験に出題されることを想定した問題をあわせたつくりになっていますので、すき間時間に効率よく学習できます。

看護師国家試験の必修問題はすべての看護師が正答できるレベルであり、さまざまな看護分野の基礎的な内容になっています。そのため、必修問題は低学年の間から学習し、卒学年の時には本書の内容についてすべて正答できるようになってもらいたいと思います。看護師国家試験の基礎固めとして必修問題をしっかりと学習して、ぜひ合格を勝ち取ってください。

令和6年6月

岐阜大学医学部看護学科准教授
小木曽 加奈子

もくじ

※本書学習ページの各タイトルは、厚生労働省「保健師助産師看護師国家試験出題基準」の、大項目名・中項目名に従って付けられています。出題基準の中から重要な項目のみを抜粋して取り上げているため、タイトル番号が不連続となっている箇所があります。

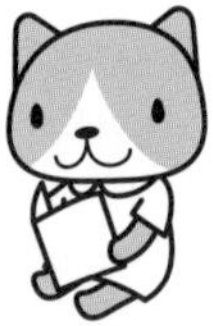

Ⅳ 看護技術に関する基本的な知識を問う

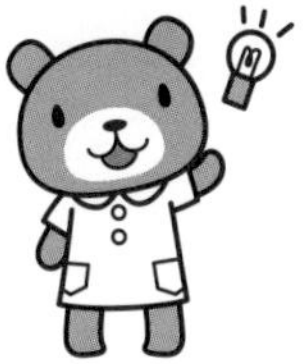

本書は、原則として令和６年６月１日の時点での情報をもとに原稿執筆・編集を行っています。

本書の特長と使い方

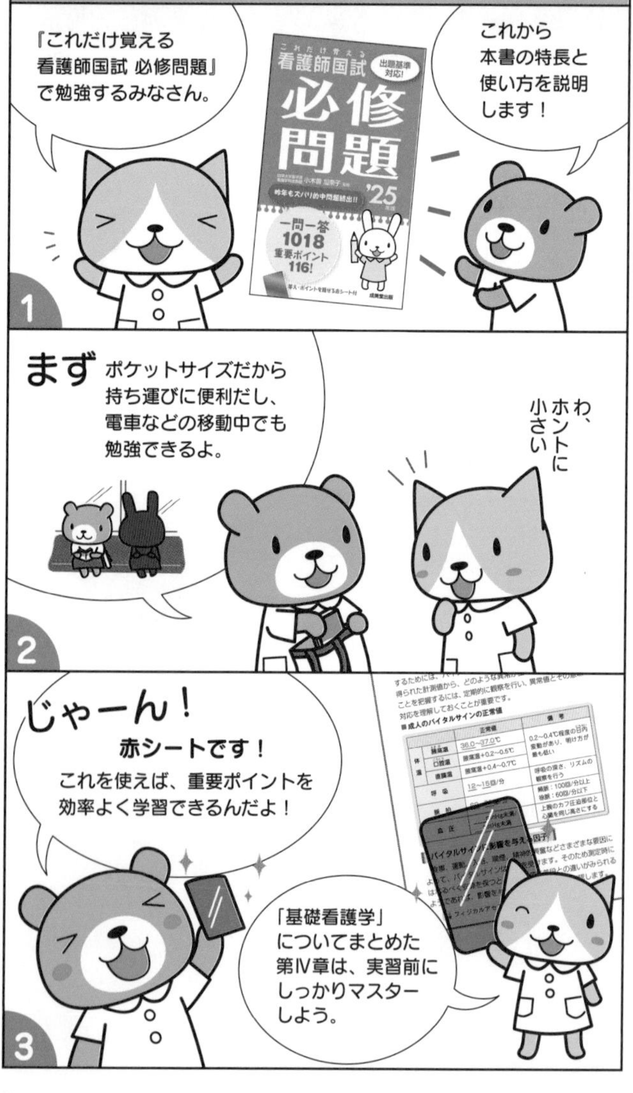

1
『これだけ覚える看護師国試 必修問題』で勉強するみなさん。
これから本書の特長と使い方を説明します！
これだけ覚える
看護師国試
出題基準対応!
必修問題
昨年もズバリ的中問題続出!!
'25
一問一答
1018
重要ポイント
116!
成美堂出版
2
まず ポケットサイズだから持ち運びに便利だし、電車などの移動中でも勉強できるよ。
わ、ホントに小さい
3
じゃーん！
赤シートです！
これを使えば、重要ポイントを効率よく学習できるんだよ！
成人のバイタルサインの正常値
「基礎看護学」についてまとめた第Ⅳ章は、実習前にしっかりマスターしよう。

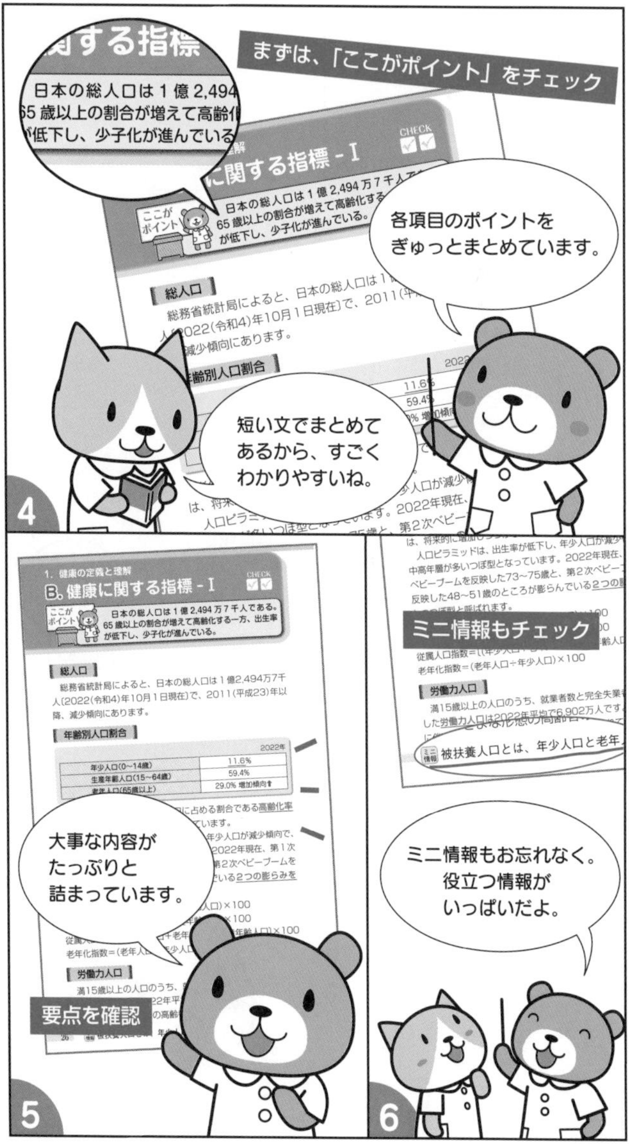

まずは、「ここがポイント」をチェック
各項目のポイントをぎゅっとまとめています。
短い文でまとめてあるから、すごくわかりやすいね。
要点を確認
大事な内容がたっぷりと詰まっています。
ミニ情報もチェック
ミニ情報もお忘れなく。役立つ情報がいっぱいだよ。

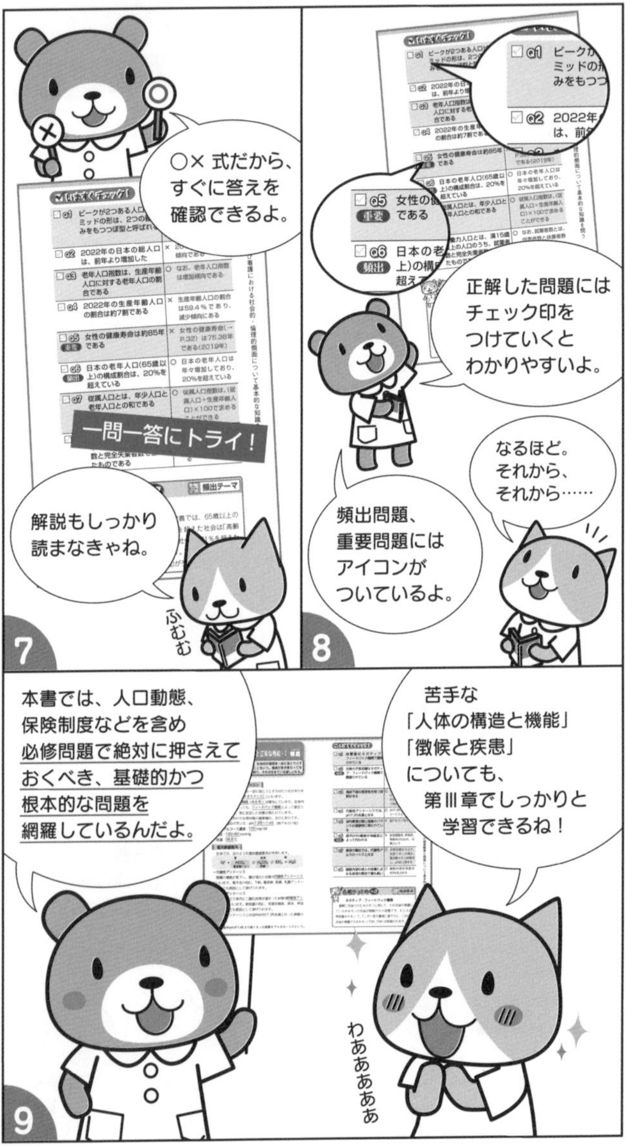
7
○× 式だから、すぐに答えを確認できるよ。
一問一答にトライ！
解説もしっかり読まなきゃね。
ふむむ
8
正解した問題にはチェック印をつけていくとわかりやすいよ。
なるほど。それから、それから……
頻出問題、重要問題にはアイコンがついているよ。
9
本書では、人口動態、保険制度などを含め必修問題で絶対に押さえておくべき、基礎的かつ根本的な問題を網羅しているんだよ。
苦手な「人体の構造と機能」「徴候と疾患」についても、第Ⅲ章でしっかりと学習できるね！
わあああああ

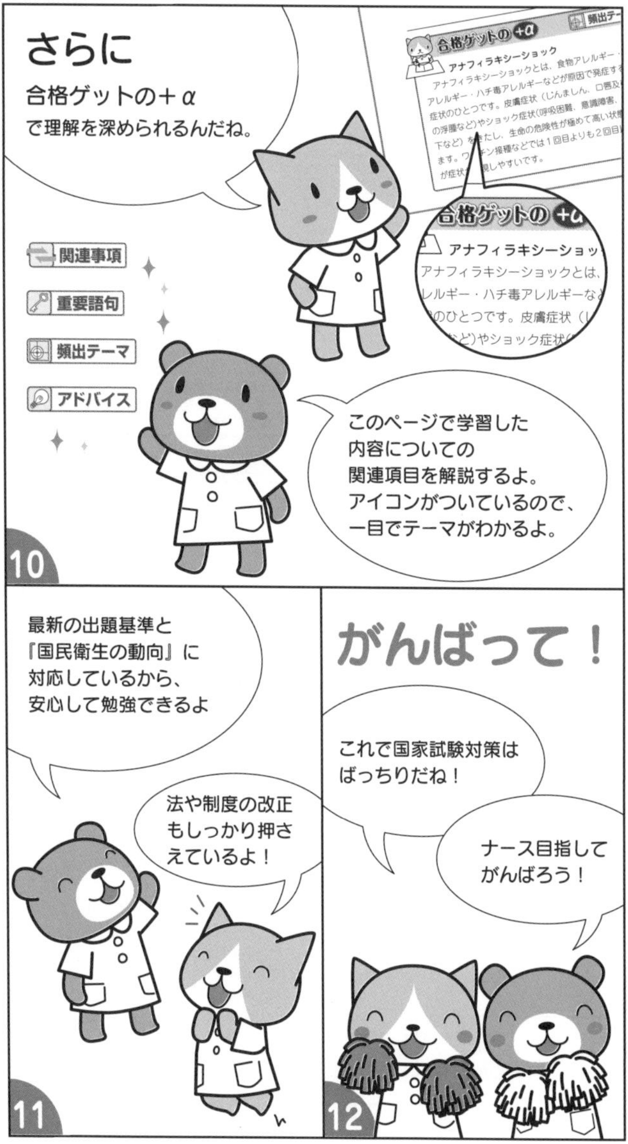
さらに
合格ゲットの＋α
で理解を深められるんだね。
合格ゲットの+α
アナフィラキシーショック
関連事項
重要語句
頻出テーマ
アドバイス
このページで学習した
内容についての
関連項目を解説するよ。
アイコンがついているので、
一目でテーマがわかるよ。
10
最新の出題基準と
『国民衛生の動向』に
対応しているから、
安心して勉強できるよ
法や制度の改正
もしっかり押さ
えているよ！
11
がんばって！
これで国家試験対策は
ばっちりだね！
ナース目指して
がんばろう！
12

本書の構成

本書は、看護師国家試験の『必修問題』の出題基準から、重要な項目を抽出して掲載し、効率よく学習を進められるように作成しています。左ページで重要な項目について学習したら、右ページの一問一答集「いますぐチェック！」で、その定着度を再確認できるようになっています。繰り返し学習することで、知識の定着を図っていきましょう。

[CHECK]
学習したらチェック印をつけていきましょう。

[テーマ]
出題基準に定められた大項目、中項目を見出しに採用。学習範囲を確認できます。

[ここがポイント]
学習する内容に関する要点をまとめています。必ず目を通してください。

[赤シート対応]
重要語句はもちろん、図版や表などの赤字、「いますぐチェック！」の答えを付属の赤シートで隠せます。

[ミニ情報]
さらに理解を深めるための情報をわかりやすくまとめました。

9．主な看護活動の場と看護の機能

A. 看護活動の場と機能・役割－Ⅱ

CHECK

ここがポイント

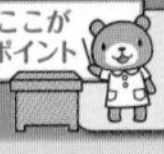

保健所は総合的な公衆衛生を行い、市町村保健センターは住民に身近な保健サービスを行う行政機関である。

保健所と市町村保健センター

保健所と市町村保健センターの設置目的、具体的な業務内容には違いがあり、これらを理解することが重要です。

■保健所と市町村保健センターの違い

	保健所	市町村保健センター
設置主体	都道府県、政令　特別区（　　）	市町村（設置義務はない）
所長要件	原則として医師	医師でなくてもよい
専門職	医師、歯科医師、獣医師、薬剤師、保健師、管理栄養士など	保健師と管理栄養士のみが常勤であることが多い
業務内容	行政＿＿として、技術的・専門的な所轄業務、地域保健に関する調査研究、情報管理、市町村への技術支援、職員研修など	施設として、地域住民に総合的な保健サービス（健康相談、健康教育、健康診査など）を提供
根拠法	地域保健法第５～17条	地域保健法第18～20条

保健所長になるための要件

保健所長になるには、①公衆衛生の実務経験３年以上 ②国立保健医療科学院の養成訓練修了者 ③厚生労働大臣の認定が必要です。ただし、公衆衛生医の不足などのため、近年では保健所が市町村保健センターや福祉事務所などと統合され「保健福祉事務所」「福祉保健所」「保健福祉センター」「健康福祉センター」といった名称となっているところもあります。

80　ミニ情報　保健所と市町村保健センターは地域保健法が根拠法である。

※本書学習ページの各タイトルは、厚生労働省「保健師助産師看護師国家試験出題基準」の、大項目名・中項目名に従って付けられています。出題基準の中から重要な項目のみを抜粋して取り上げているため、タイトル番号が不連続となっている箇所があります。

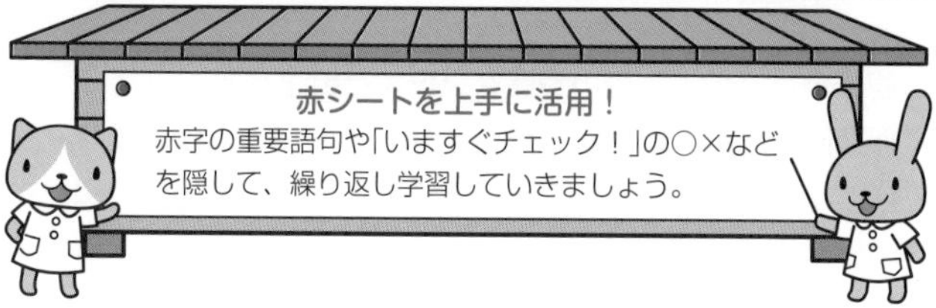

✔いますぐチェック！

☑ Q1	保健所の業務に関しては、老人福祉法に定められている	×	地域保健法である
☑ Q2 頻出	保健所は都道府県などが設置主体である	○	市町村保健センターは市町村が設置することができる
☑ Q3 頻出	市町村保健センターの所長は医師でなければならない	×	医師でなくても可能である
☑ Q4	食中毒の原因調査は市町村保健センターが行う	×	保健所の業務である
☑ Q5	病院や薬局の開設許可は市町村保健センターが行う	×	保健所の業務である
☑ Q6	野犬の捕獲や駆除は保健所が行う	○	行政機関としての業務である
☑ Q7 頻出	市町村保健センターは、健康相談や健康診査などを行う	○	地域住民に密着したサービスである
☑ Q8	看護師免許の記載事項変更は保健所に申請する	○	本籍や氏名の変更を申請する必要がある
☑ Q9 重要	結核予防対策は保健所の業務である	○	専門的・技術的・広域的な業務、調査研究は保健所の業務である
☑ Q10	看護師免許は市町村保健センターに申請する	×	都道府県知事を経由して、厚生労働大臣に申請するが、受付や交付は保健所を介して行われる

II

看護の対象および看護活動の場と看護の機能について基本的な知識を問う

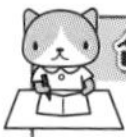

合格ゲットの＋α 関連事項

保健所の業務

保健所の業務には、住宅・水道・下水道・廃棄物の処理・清掃その他の環境の衛生、地域保健に係る統計、歯科保健、母性・乳幼児・老人の保健などもあります。

81

［いますぐチェック！］

○×式の一問一答問題集です。正解したらチェック印をつけていきましょう。

頻出・重要　それぞれ、毎年狙われやすい頻出問題、知識として重要な問題を示すマークです。

［合格ゲットの＋α］

このページで学習した内容についての関連事項や重要語句、出題傾向などをピックアップして、詳しく解説しています。

関連事項
学習した内容に関連したテーマや用語等について説明。

重要語句
特に重要な語句について詳しく説明。

頻出テーマ
国家試験で頻出の項目について詳しく説明。

アドバイス
理解を深めるポイントについて説明。

看護師国家試験出題基準について

■臨床現場でのより良い看護を見据えた出題基準

保健師助産師看護師国家試験出題基準令和５年版により、第113回看護師国家試験が行われました。出題基準とは、国家試験の出題範囲を示したもので、この出題基準の内容が、看護師として現場に第一歩を踏み出す際に必要な基本的知識・技能とされます。

令和５年版の出題基準改定にあたっては、看護基礎教育の中でも重要とされている地域包括ケアシステムの構築と推進のもとに、看護の対象者を生活者として捉えることが重要であることも反映されています。必修問題においては、近年の社会状況や看護教育、看護の実践の場での課題にもリンクするような改正が行われています。看護学はそれぞれ科目ごとに分かれていますが、看護対象に科目別に対応することはありません。年齢、性別、疾患に加えて、職業、家族構成なども含めた１人の人間として向き合っていくために学習してほしいという願いが感じられます。

■最新改定で追加された項目を確認して出題者の意図をつかむ

出題基準は、「出題のねらいを示した**目標**＞中項目を束ねる**大項目**＞出題の範囲となる事項を示す**中項目**＞中項目の内容をキーワードで示す**小項目**」に細かく分類されています。

出題基準を確認する際には、最新の改定でどのような変更が加えられたかに注目するとよいでしょう。**出題範囲や追加項目の確認は、どんな知識や技能を身につけてほしいかという、出題者の意図をつかむことにつながります。**本書や厚生労働省のホームページなどで、改定で追加された項目をチェックしておくことも大切です。

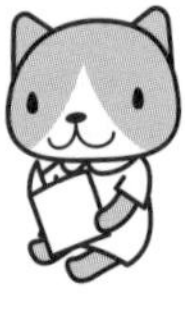

■必修問題の主な改定内容（令和５年版）

- 目標Ⅰを「健康および看護における社会的・倫理的側面について基本的な知識を問う」に改正
- 目標Ⅱの大項目９に対応する中項目を１つとし、「看護活動の場と機能・役割」とした
- 目標Ⅲの大項目11を「徴候と疾患」に改正し、中項目についていくつかの修正を行った
- 目標Ⅳの中項目を修正。「罨法」については削除した

■一般問題の主な改定内容（令和５年版）

- 「人体の構造と機能」の大項目「成長と老化」を「成長」に変更。「老化」の内容は「老年看護学」の一環として学ぶ形とした
- 「疾病の成り立ちと回復の促進」「健康支援と社会保障制度」の大項目及び中項目を大幅に改正。人々の健康を支える職種やサービス提供体制なども追加
- その他の科目では、いくつかの大項目と中項目を改正

★看護の対象となる患者を生活者として捉え、さまざまな療養の場における看護実践を問うような問題が出題される

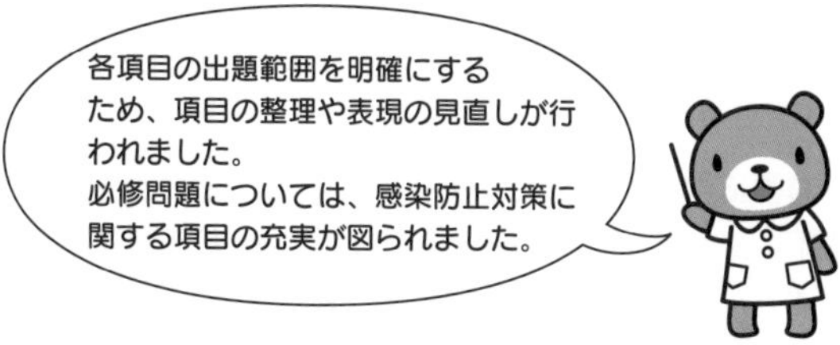

学習内容

健康および看護における社会的・倫理的側面について基本的な知識を問う

第Ⅰ章で学習する内容は5つの柱で構成されています。

1 健康の定義と理解

個人や集団の健康状態を評価するためのデータです。**総人口**、**年齢別人口**、**世帯数**、**出生**、**死亡**、**平均寿命**、**死因**、**有訴者率**などに関して出題されますが、ここ数年は、人口減少、少子高齢化社会を背景に、総人口、平均寿命、高齢者の世帯割合などに関する問題が多く出題されています。また、高齢化により死因の変化も生じており、従来は悪性新生物、心疾患、脳血管疾患が3大死因でしたが、老衰が2001（平成13）年以降増加し、2018（平成30）年以降は死因第3位となっています。

2 健康に影響する要因

『人間・環境・健康・看護』と看護学概論で学んだ内容を中心に、生活習慣、労働、生活環境に関して出題されます。生活習慣では**睡眠・栄養・喫煙・運動習慣**、労働では**職業性疾病**や**就労条件**、生活環境では**住環境**や**環境破壊**などについて出題されており、働く女性の増加を背景に、女性の就労と健康に関する問題は頻出です。

3 看護で活用する社会保障

医療保険制度と**介護保険制度**に関して、各制度の仕組み、制度により受けられるサービスを中心に出題されます。近年、国民皆保険の維持のため医療費の削減などの医療制度改革が推進される中、医療費に関する問題が頻出傾向にあります。なお、『**国民衛生の動向**』は最新の各制度の概要からサービスまでわかりやすくまとめられていますので、他テキストとあわせて必ず確認しておきましょう。

4 看護における倫理

基本的人権の擁護、**倫理原則**、**看護師等の役割**に関して、概念や現場での具体的な対応などに置き換えた内容が出題されています。基礎看護学、看護の統合と実践の出題内容と重なるため、しっかりと学習しておくと全体の得点アップにつながります。

5 看護に関わる基本的法律

保健師助産師看護師法に関して出題されます。看護師の義務とされる「**守秘義務**」についての確認は必須です。「**保健師・助産師・看護師の業務**」、「**業務従事者届出の義務**」についても学習しておきましょう。

頻出内容

1 健康の定義と理解	**日本の総人口**(P.26)、**年齢別人口割合**(P.26)、**世帯数**(P.28)、**合計特殊出生率**(P.30)、**死因順位**(P.32)、**平均寿命**(P.32)
2 健康に影響する要因	**飲酒による健康障害**（P.38）…肝硬変などの肝機能障害、依存性 **喫煙による健康障害**（P.38）…肺がん、肺気腫、狭心症、心筋梗塞、低出生体重児、早産 **職業病**（P.42）…職業性難聴、潜水病、じん肺、VDT作業による頸肩腕症候群
3 看護で活用する社会保障	**医療保険制度**（P.44）…医療保険の加入者、負担割合 **介護保険制度**（P.46）…第1号、第2号被保険者の定義、保険者、負担割合、要介護認定のしくみ
4 看護における倫理	**患者の自己決定権及びインフォームド・コンセント**（P.48）、ノーマライゼーション、アドボカシー
5 看護に関わる基本的法律	**保健師助産師看護師法**（P.50）、**業務内容守秘義務**（P.52）

ここを要チェック！

- 健康の定義
- 総人口
- 年齢別人口
- 合計特殊出生率
- 医療保険・介護保険制度
- 保健師助産師看護師法
- 職業病
- 看護者の倫理原則
- ワーク・ライフ・バランス

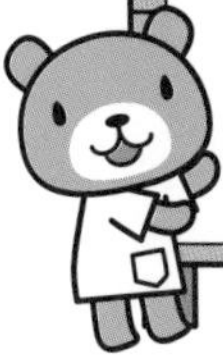

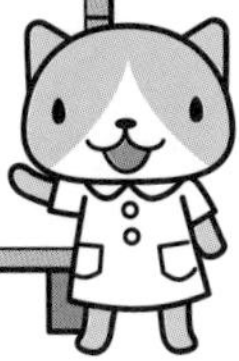

学習内容　看護の対象および看護活動の場と看護の機能について基本的な知識を問う

第Ⅱ章では、発達課題や看護活動の場に関する基本が出題されます。学習する内容は４つの柱で構成されています。

1 人間の特性

人間と欲求に関しては**マズローの欲求階級説**をもとにした問題が多く出題されています。階級と内容、その実際を整理しておくとよいでしょう。また、疾病構造、人々の価値観の変化の中、健康の概念、生命の質について出題されます。**クオリティ・オブ・ライフ（QOL）**についても学習しておきましょう。

2 人間のライフサイクル各期の特徴と生活

発達課題については**エリクソン、ハヴィガースト**、小児の発達については**デンバー式発達スクリーニング検査**を中心に出題されています。発達に関する問題は一般問題でも出題が多く、毎年出題内容はほとんど変わりません。確実な得点につながるためしっかりと押さえておきたいですね。

近年、高齢社会を背景に必修においても**高齢者の特徴**について問う問題が増加していますので、発達課題とあわせて要チェックです！

3 看護の対象としての患者と家族

患者にとっての家族ということで**家族関係、世帯構造**などが出題されています。高齢社会、核家族化を背景に、核家族世帯の割合、65歳以上の世帯数など現代の社会構造を問う問題が増加しています。

4 主な看護活動の場と看護の機能

医療施設に関しては医療法における**医療機関の定義**、地域保健機関に関しては地域保健法における**保健事業**、在宅看護に関しては**訪問看護ステーション**について主に出題されています。要介護者が増加する昨今、介護老人保健施設についての問題も目立ちます。介護保険制度が定めている保健施設や看護活動の場としての学校・企業についても確認しておきましょう。

また、**チーム医療に関連する職種**の業務内容や地域医療連携などについても今後出題が増えることが予想されます。統合実習でのことを思い出し、教科書で確認しておくとよいでしょう。

頻出内容

1 人間の特性	**マズローの欲求階層**・・・**生理的欲求**（食事、睡眠）→　**安全の欲求**　→　**所属と愛の欲求**　→　**承認・自尊の欲求**　→　**自己実現の欲求**（P.56）、**QOL**、**健康の概念**（P.58）
2 人間のライフサイクル各期の特徴と生活	**胎児期**・・・妊娠週数に応じた胎児の発育・機能（P.60）、**新生児・乳児期**・・・低出生体重児、成長・発達の原則（P.62〜65）、**幼児期**・・・月齢・年齢に応じた身体的発達、機能的発育（P.66）、**学童期**・・・社会性の発達（ギャングエイジ）（P.68）、**思春期**・・・第二次性徴（男子・女子）（P.70）、**成人期**・・・社会的責任と役割（青年期・壮年期）（P.72）、**老年期**・・・身体的機能の変化（回復力、予備力、防衛力、適応力の低下）（P.74）、ハヴィガーストの発達課題
3 看護の対象としての患者と家族	**家族の機能、家族の多様化、疾病が患者・家族に与える影響**（P.76）
4 主な看護活動の場と看護の機能	**医療法で定められている医療機関の定義**・・・収容人数：病院20人以上、診療所19人以下、市町村保健センターの仕事の内容と保健所長の資格、センター長の資格について（P.78〜81）、**介護保険施設**（P.84）、**地域包括支援センター**（P.86）、**チーム医療に関連する職種**（理学療法士、管理栄養士、薬剤師など）（P.88）

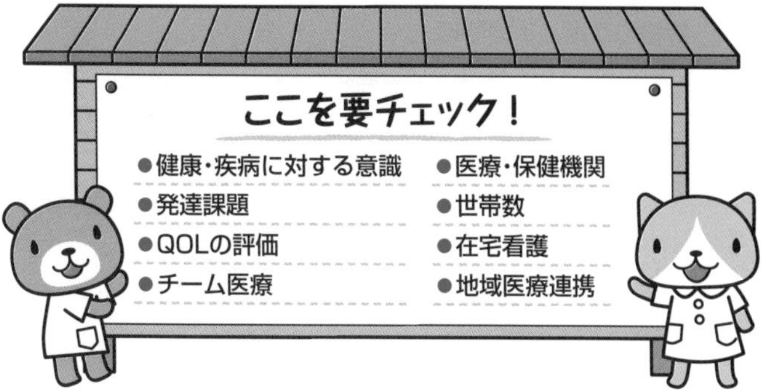

学習内容　看護に必要な人体の構造と機能および健康障害と回復について基本的な知識を問う

第Ⅲ章で学習する内容は、大きく3つの柱で構成されています。これらは、いわば科目の「人体の構造と機能」と「疾病の成り立ちと回復の促進」の必修バージョンです。国家試験での出題数も目標Ⅳと同様に多く、問題のバリエーションが豊富なので、基礎知識として重要な項目がそろっています。

1 人体の構造と機能

人体の基本的な構造と正常な機能（解剖生理学）、**人間の死**の内容から出題されます。人体の構造と機能に関しては、毎年必ず数問の出題があります。国家試験全般においても必要な知識ですので、身体各部の構造と機能はしっかりと理解しておきましょう。人間の死については、脳死判定も含む「人間の死をどうとらえるのか」といったことが出題されています。**死の三徴候**は学習すべき必須の項目です。

2 徴候と疾患

正常に機能している状態から、何らかの影響によって起こる心身変化のメカニズムや症状などについて出題されます。**病態や症状の定義**、**観察される事項**、**病態や症状の指標**などに関する出題が多く、**チアノーゼ**や**貧血**については、比較的多く出題されています。
生活習慣病、がん、感染症、精神疾患、小児疾患、高齢者の疾患の範囲からは代表的な疾患が出題されます。それぞれの**疾患の特徴**だけでなく、**指標**、**看護**についても押さえておきましょう。また、国が医療費適正化と国民の健康寿命延伸のため対策に力を入れている背景から、**生活習慣病**については頻出です。

3 薬物の作用とその管理

主な**薬物の効果と副作用**、**薬物の管理**という2つの柱で出題されます。薬物としては、止痢薬、免疫療法薬の2項目が新たに小項目に入りました。薬物の管理では、禁忌、保存・管理方法、薬理効果に影響する要因といった内容に関して出題されています。高齢者、生活習慣病者の増加に伴い、**脳血管疾患予防のため抗凝固薬（ワルファリン）を服用する人**が増加しており、関連する問題は頻出ですのでチェックが必要です。

頻出内容

1 人体の構造と機能	**ホメオスタシス**（P.94）、**自律神経とそのはたらき**（交感神経が興奮すると心拍数が増加する、など）（P.96）、**視床下部のはたらき**…体温・自律神経系（P.96、116）、**体循環と肺循環**（P.102）、**液性免疫、細胞性免疫と関連する細胞**（P.106）、**気管と気管支の構造、呼吸と呼吸筋の運動**（P.108）、**死の三徴候・脳死判定**(P.128)
2 徴候と疾患	**ショック**(P.130)、**脱水**(P.132)、**チアノーゼ**(P.140)、**下痢・便秘**（P.150)、**循環器系疾患**…虚血性心疾患、高血圧、脳血管疾患、糖尿病(P.162～169)、**がん**…定義、転移の仕方、治療(P.172)、**感染症**…ウイルス性肝炎、HIV感染症とAIDS(P.176、180)、**精神疾患**…うつ病、統合失調症(P.182)、**小児疾患**…小児気管支喘息、SIDS(P.186～189)
3 薬物の作用とその管理	**ニトログリセリン**…狭心症発作時使用、血管拡張作用、舌下投与〔副作用〕低血圧(P.196)、**モルヒネ**…がん性疼痛で使用〔副作用〕便秘(P.202)、**ジギタリス**…うっ血性心不全で使用〔副作用〕徐脈（P.196、204)、**インスリン**…冷所保存(P.204)

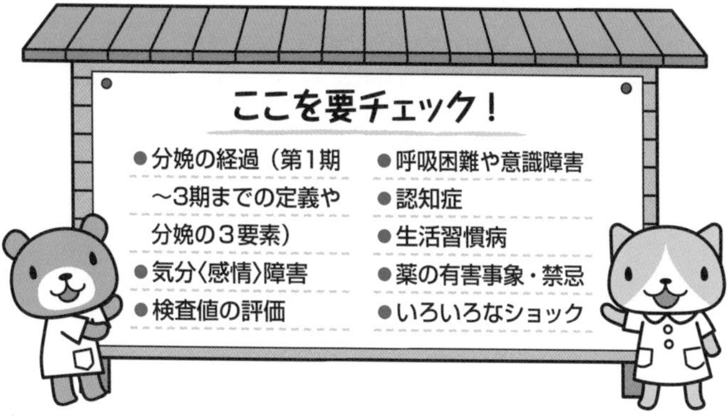

看護師国家試験必修問題の 傾向と対策 第Ⅳ章

学習内容 看護技術に関する基本的な知識を問う

第Ⅳ章では看護技術について全般的に学習します。看護技術の大きな柱は4つあります。

1 看護における基本技術

フィジカルアセスメント、看護過程、コミュニケーション（面接技法）に関して出題されます。看護記録については取扱い、フィジカルアセスメントについてはバイタルサインの方法と評価についての出題が多いです。**実習・演習**で経験したことを教科書でしっかりと確認しておくとよいでしょう。

2 日常生活援助技術

食事、排泄、清潔、活動・休息・ボディメカニクス等の基本的内容に関して出題されます。各技術の目的や根拠、留意点について問われることも多く、実習で**「根拠は？」**とつっこまれたところが出てくることがあるでしょう。苦い思い出を得点に変えていきましょう。

3 患者の安全・安楽を守る看護技術

療養環境、医療安全対策、院内感染防止対策に関して出題されます。スタンダードプリコーションなど関連する言葉の意味を問う問題、感染性廃棄物の表示マークを問う問題なども出題されています。高齢者の入院、施設入所が増加する中、**転倒・転落の防止**については必ず確認しておきましょう。

4 診療に伴う看護技術

栄養法、薬物療法、輸液・輸血管理、採血、呼吸管理、救命救急処置、皮膚・創傷の管理に関して出題されます。特に輸血に関してはチェックしておきましょう。
酸素ボンベやトリアージタッグの色を問う問題なども過去に出題されており、看護技術全般において写真やスライドを使用する問題が増えています。**視覚的な部分も意識して**学習しておきましょう。トリアージ以外の災害看護については、一般問題に移行しています。

頻出内容

1 看護における基本技術	**フィジカルアセスメント**…体温の高い順に、直腸温＞口腔温＞腋窩温（P.212） **脈拍測定と正常値**…第2,3,4指を当て橈骨動脈を触知　60～90回／分（P.212） **意識レベル**…JCS（P.214）
2 日常生活援助技術	**食事**…誤嚥予防：頭部を前屈、とろみをつける（P.216）、**排泄**…浣腸手技：左側臥位、４～６cm挿入、40～41℃（P.220）、**ボディメカニクス**…患者の重心をまとめる、介助者の基底面積を広く取る（P.222）、**入浴**…湯の温度38～40℃、入浴10～15分、**清拭**…準備する湯の温度70℃前後、皮膚に当たるときの温度40～45℃（P.224、225）
3 患者の安全・安楽を守る看護技術	**病室環境**…病室の温度　夏25～27℃　冬20～22℃、病室の湿度　50％前後、照明100～200ルクス（P.226）
4 診療に伴う看護技術	**薬物の吸収速度**…静脈内注射＞筋肉内注射＞皮下注射＞皮内注射の順（P.240）、**採血方法**…21～22G　刺入角度15～30°（P.246、247）、**酸素療法**…火気厳禁　酸素ボンベの色は黒（P.248）、**吸引**…吸引圧　150mmHg以下　吸引時間10秒以内（P.252）、**災害看護**…トリアージタッグ（P.258）

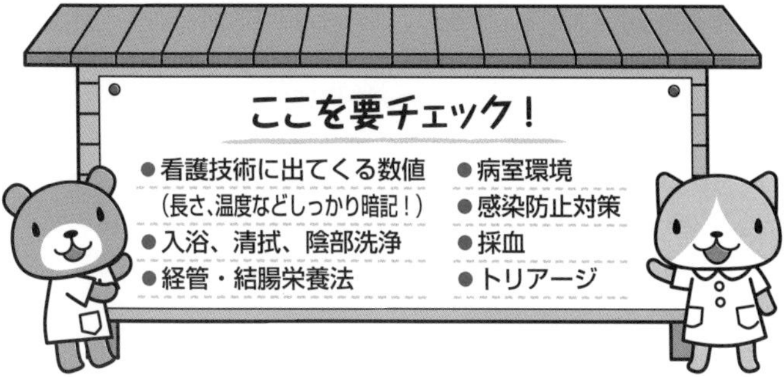

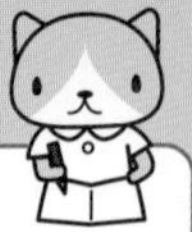

統計資料を手元において学習しよう

看護師国家試験の必修問題には、毎年、統計にかかわる問題が何題か出題されます。そのため、学習するときは、最新版の『国民衛生の動向』（厚生労働統計協会）を手元に置いておくとよいでしょう。

『国民衛生の動向』には、医療・看護にかかわるさまざまなトピックスが掲載されており、国家試験でもここから出題されます。毎年、夏の終わりごろに発行されますので、最新情報を確認しておきましょう。

また、「厚生労働白書」は、厚生労働省のホームページから閲覧できます。『国民衛生の動向』が、毎年同じような構成になっているのに対して、「厚生労働白書」は年ごとに内容が大きく異なります。これまでには、医療安全に関するトピックスや、具体的なアクシデント、インシデントについて掲載されたことがあり、国家試験に大きく反映された年もあります。今後も厚生労働白書からの出題は大いに考えられます。関連する箇所をプリントし、目を通しておきましょう。こちらも、夏の終わりごろに公開されることが多いようです。

最後に、さまざまな「治療のガイドライン」は日々変化しています。１年生のときに購入した教科書から、内容が変わっていることもあります。本書は、こうした点を踏まえて制作していますが、直前対策として新しい資料を選ぶときは、受験する年度の６月以降に出版されたものを目安にするといいでしょう。

じっくり勉強することはもちろん大切ですが、使う資料を誤ると、努力が報われないことにもなりかねません。学習のための資料は、自分の目で見て確かめて、用意することをおすすめします。

Ⅰ章

健康および看護における社会的・倫理的側面について基本的な知識を問う

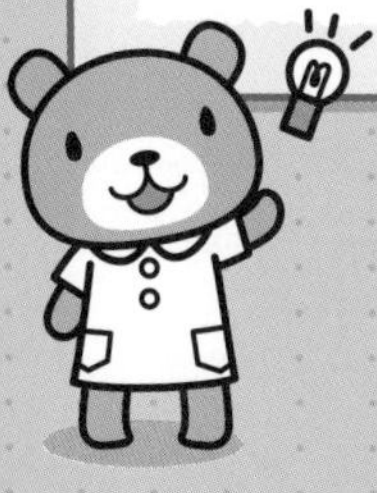

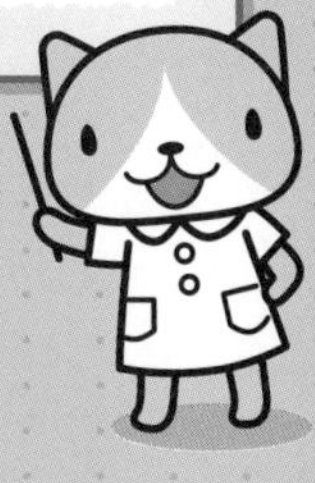

B. 健康に関する指標 - I

CHECK

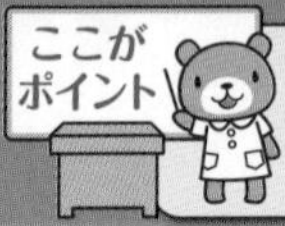

日本の総人口は 1 億 2,494 万 7 千人である。65 歳以上の割合が増えて高齢化する一方、出生率が低下し、少子化が進んでいる。

総人口

総務省統計局によると、日本の総人口は1億2,494万7千人〔2022(令和4)年10月1日現在〕で、2011(平成23)年以降、減少傾向にあります。

年齢別人口割合

2022年

年少人口(0～14歳)	11.6%
生産年齢人口(15～64歳)	59.4%
老年人口(65歳以上)	29.0% 増加傾向⬆

老年人口(65歳以上)が総人口に占める割合である**高齢化率**は、将来的に増加しつづけるとされています。

人口ピラミッドは、出生率が低下し、年少人口が減少傾向で、中高年層が多いつぼ型となっています。2022年現在、第1次ベビーブームを反映した73～75歳と、第2次ベビーブームを反映した48～51歳のところが膨らんでいる**2つの膨らみをもつつぼ型**と呼ばれます。

年少人口指数＝(年少人口÷生産年齢人口)×100
老年人口指数＝(老年人口÷生産年齢人口)×100
従属人口指数＝〔(年少人口＋老年人口)÷生産年齢人口〕×100
老年化指数＝(老年人口÷年少人口)×100

労働力人口

満15歳以上の人口のうち、就業者数と完全失業者数を合計した**労働力人口**は2022年平均で6,902万人です。人口減少に伴いさまざまな形態の高齢者の就業も進められています。

ミニ情報 被扶養人口とは、年少人口と老年人口を合計したものである。

✔いますぐチェック！

☑ Q1	ピークが2つある人口ピラミッドの形は、2つの膨らみをもつつぼ型と呼ばれる	○ 日本の人口ピラミッドは、2回のベビーブームを反映して、2つの膨らみをもつ
☑ Q2	2022年の日本の総人口は、前年より増加した	× 2011年以降、減少傾向である
☑ Q3	老年人口指数は、生産年齢人口に対する老年人口の割合である	○ なお、老年人口指数は増加傾向である
☑ Q4	2022年の生産年齢人口の割合は約7割である	× 生産年齢人口の割合は59.4％であり、減少傾向にある
☑ Q5 重要	女性の健康寿命は約85年である	× 女性の健康寿命（→P.32）は75.38年である（2019年）
☑ Q6 頻出	日本の老年人口（65歳以上）の構成割合は、20%を超えている	○ 日本の老年人口は年々増加しており、20%を超えている
☑ Q7	従属人口とは、年少人口と老年人口との和である	○ 従属人口指数は、（従属人口÷生産年齢人口）×100で求めることができる
☑ Q8	労働力人口とは、満15歳以上の人口のうち、就業者数と完全失業者数を合計したものである	○ なお、就業者数とは、従業者数と休業者数を合計したものである

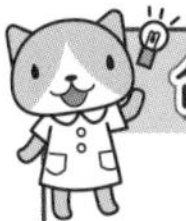

合格ゲットの＋α　頻出テーマ

超高齢社会とは？

ＷＨＯ（世界保健機関）や国連の定義では、65歳以上の高齢者の占める割合が全人口の7％を超えた社会は「高齢化社会」、14％を超えた社会は「高齢社会」、21％を超えた社会は「超高齢社会」とされています。日本はすでに「超高齢社会」で、その割合は今後も増加が予想されています。

1. 健康の定義と理解

B. 健康に関する指標 - Ⅱ

CHECK

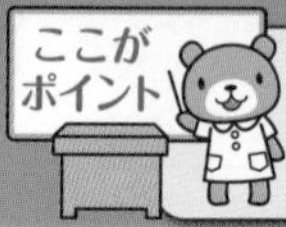

日本の人口は将来１億人を割ると推定される。核家族化が進み、１世帯人数は減少しているが、世帯数と高齢者世帯数は増加している。

将来推計人口

日本では、今後も少子高齢化が進み、従属人口指数(生産年齢人口に対して年少人口と老年人口が占める比率)もますます高くなると予測されます。それに伴い、日本の総人口は、今後も長期にわたって**減少**し、2060年には9,615万人となって1億人を割ると推計されています。

世帯数とその構造

2021(令和3)年の世帯総数は5,191万4千世帯です。同年の１世帯当たりの平均世帯人員は2.37人で、**減少**傾向にあります。これらの原因としては、単独世帯を始めとする小規模な世帯が増加していることが挙げられます。

世帯構造別でみると、高齢化を反映して「65歳以上の者のいる世帯」が増え、全世帯の49.7%で半数近くに高齢者がおり、このうち、「夫婦のみの世帯」は32.0%で、**老老介護**が増えていることがわかります。**独居老人**(単独世帯)は28.8%です。

婚姻・家族形態

晩婚化や不況による経済状況の悪化により、婚姻件数は横ばいから**減少**傾向にあります。2022(令和4)年の**平均初婚年齢**は夫31.1歳、妻29.7歳です。

結婚に対する意思は変化しており、結婚したい理由も「子どもが欲しいから」「家族を持ちたいから」などさまざまです。「結婚に縛られたくない、自由でいたい」などの理由から積極的に結婚したいと思わず、結婚をしないという選択も増えています。離婚件数は**増加**傾向で、離婚をめぐる状況も多様化しています。

ミニ情報 老人が老人を介護することを老老介護という。

いますぐチェック！

Q1	日本の将来人口は減少すると予測される	○	日本の人口は減少し、2060年には1億人を割るとされる
Q2	一世帯当たりの平均世帯人員は増加している	×	単独世帯や夫婦のみ世帯の増加などに伴い、減少している
Q3	日本の世帯構造では、夫婦のみの世帯の方が単独世帯よりも多い	×	2021年では、全世帯のうち、単独世帯は29.5%、夫婦のみの世帯は24.5%
Q4	日本の世帯構造では、三世代世帯は10%を超えている	×	2021年では全世帯の4.9%である
Q5	人口の減少に伴い世帯数も減少している	×	単独世帯などが増えており世帯数は増加している
Q6 重要	「65歳以上の者のいる世帯」は全世帯の約5割である	○	2021年の「65歳以上の者のいる世帯」は全世帯の49.7%
Q7 頻出	「65歳以上の者のいる世帯」のうち、「夫婦のみの世帯」の占める割合は約50%である	×	2021年の「65歳以上の者のいる世帯」のうち、「夫婦のみの世帯」が最多で32.0%である
Q8	平成元年以降、婚姻件数は一貫して増加傾向にある	×	近年は横ばいから減少傾向で、2022年は前年より増加

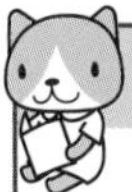

合格ゲットの＋α　アドバイス

『国民衛生の動向』で統計値の傾向をチェック

『国民衛生の動向』は内容が膨大なので、全ページの内容を把握する必要はありませんが、国家試験では「統計値の傾向」を問う出題が目立っているので、数値だけでなく、過去２～３年における統計値の推移について確認しておきましょう。

B. 健康に関する指標 -Ⅲ

CHECK

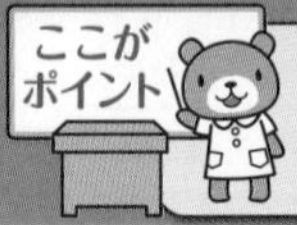

1人の女性が一生の間に産む子どもの数である合計特殊出生率は、2.1を大きく下回っている。将来人口が減少することは必至である。

出生の動向

2022(令和4)年の出生数はおよそ77万747人であり、前年より減少しました。合計特殊出生率は、1人の女性が、一生の間に産む子どもの数を近似する指標です。**2.1**以上であれば、将来人口の増加が期待できますが大きく下回っています。

■出生率と合計特殊出生率

出生率	人口千人当たりで表され、2022年は6.3
合計特殊出生率 (粗再生産率)	女性が出産可能な年齢を15歳～49歳までとし、母の年齢別による出生率(男児と女児を合わせた数)を足し合わせたもの。2022年は1.26
総再生産率	合計特殊出生率のうち、女児だけの数を表すもの。2021(令和3)年は0.64
純再生産率	総再生産率に母親世代の死亡を見込んだものをいう。2021年は0.63である。1を下回ると将来人口は減少する

出生数と死亡数の差である自然増減数は、近年減少傾向です。

死亡の動向

2022年の死亡数は156万8,961人です。人口千人当たりの死亡数の割合である**粗死亡率**は12.9です。

粗死亡率は、人口を占める年齢の割合によって変動します。そのため、基準人口〔2015(平成27)年をモデルとした人口。2020(令和2)年にこれまでの1985(昭和60)年モデルより変更された〕をもとに年齢構成のゆがみを補正した死亡率(**年齢調整死亡率**)が求められます。2021年では、男性13.6、女性7.4です。

ミニ情報 粗死亡率＝1年間当たりの死亡者数÷その年の人口

いますぐチェック！

Q1	合計特殊出生率は1975年に2.0を下回った	○ 現在は1.30前後で推移している
Q2	最近の年間出生数は約60万人である	× 2022年の年間出生数は約77万人である
Q3	第1子を出生した母親の平均年齢は約30歳である	○ 20代女性による出生率は減少している
Q4 重要	合計特殊出生率が2.1以上であれば、将来人口が増加する	○ 2.1以上であれば将来人口が増加し、下回れば減少する
Q5 頻出	日本の合計特殊出生率は、1.0を下回っている	× 1.0を下回ってはいない(2022年は1.26)
Q6 重要	2022年における第1子の母の年齢階級別出生率は、25～29歳が最も高い	○ 25～29歳が最も高く、次いで30～34歳、35～39歳である
Q7	粗死亡率は減少傾向にある	× 人口の高齢化に伴い、粗死亡率(人口千人当たりの死亡数の割合)は上昇している
Q8	死亡診断書には、死因統計の基礎データとしての意義もある	○ 社会に死を証明するものでもある
Q9	粗死亡率は、人口10万人当たりの死亡数で表す	× 人口千人当たりの死亡数で表す

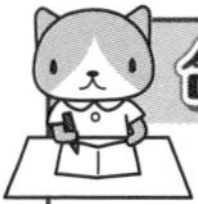

合格ゲットの+α　重要語句

合計特殊出生率

合計特殊出生率は、1人の女性が一生の間に産む子どもの平均数を表す指標です。合計特殊出生率の数値が上昇していても、出生数は減少している場合があります。

B. 健康に関する指標 -Ⅳ

CHECK

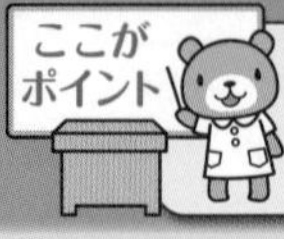

死因を把握することは保健活動の基本である。悪性新生物、心疾患、老衰、脳血管疾患の主要4死因が全体の約6割を占めている。

死因の概要

■主要4死因〔2022(令和4)年〕

①悪性新生物　　②心疾患

③老衰　　④脳血管疾患

■年齢階級別死因順位　2022(令和4)年の第1位

0～4歳	5～9歳	10～14歳	15～39歳	40～89歳	90～94歳	95歳以上
先天奇形等	悪性新生物	自殺	自殺	悪性新生物	老衰	老衰

年齢階級別で、死因順位が変わる場合があります。過去2～3年の死因順位と比較しながら、おおよその傾向をつかみましょう。

■男性の悪性新生物による死亡数の部位別順位(2022年)

①肺　②大腸　③胃　④膵　⑤肝

■女性の悪性新生物による死亡数の部位別順位(2022年)

①大腸　②肺　③膵　④乳房　⑤胃

平均余命・平均寿命・健康寿命

平均余命	ある年齢の人々が、平均してあと何年生きることができるかを算出したもの
平均寿命	出生時(0歳)の平均余命 現在において、人は何歳まで生きることができるかを算出したもの
健康寿命	健康上の問題で日常生活が制限されることなく生活できる期間

2021(令和3)年の日本人の平均寿命は、男性81.47年、女性87.57年でした。男女ともに前年は下回りましたが、依然として、世界トップクラスの長寿国となっています。

ミニ情報 100歳以上の高齢者の数は9万2,139人である(2023年)。

✔いますぐチェック！

☑ Q1	死因の第1位は、悪性新生物である	○ 悪性新生物(約24.6%)、心疾患(約14.8%)の順に多い
☑ Q2	主要4死因による死亡は、死亡総数の約7割を占める	× 約6割である
☑ Q3	悪性新生物による死亡数は増加している	○ 一貫して増加傾向にある
☑ Q4 頻出	65～69歳の死因の第1位は「心疾患」である	× 死因の第1位は「悪性新生物」である
☑ Q5	25～29歳の死因の第1位は「不慮の事故」である	× 死因の第1位は「自殺」である
☑ Q6 頻出	自殺の原因・動機で最多は家庭問題である	× 健康問題が最多である(2022年)
☑ Q7 重要	日本の年間の自殺死亡者数は3万人以上である	× 約2万人である(2022年)
☑ Q8 重要	部位別の悪性新生物死亡数は、肺がんが第1位である	○ 男女を合わせると肺がんが最も多い
☑ Q9	日本は諸外国に比べ健康寿命と平均寿命の差が少ない	× 日本は諸外国に比べ健康寿命と平均寿命の差が大きく、介護が必要な期間が長い
☑ Q10	2040年に高齢者となった女性の2割が100歳まで生存することが予測されている	○ 同条件の男性は約4割が90歳まで生存すると予測されている

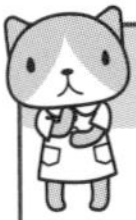

合格ゲットの+α　頻出テーマ

自殺による死亡

　自殺の原因・動機は健康問題が最も多く、次いで、家庭問題、経済・生活問題となっています。男女別にみると、男性の方が多くなっています。なお、不況による経済・生活問題を抱えやすい40歳代、50歳代男性の自殺死亡率が高い傾向にあります。

C. 受療状況

国民の健康状態を把握することにより、ニーズに対応した保健医療行政が可能になる。75 歳以上では、約半数が有訴者である。

有訴者の状況

有訴者	病気やケガなどで自覚症状のある人
有訴者率	人口千人に対する有訴者の割合

2019(令和元)年では、有訴者率は302.5であり、国民の30%が何らかの自覚症状をもっていることになります。自覚症状の内容は、多い順に、**腰痛**、肩こりで、男性は「**腰痛**」、女性は「**肩こり**」が最多です。

通院者率

人口千人に対する傷病通院者を**通院者率**といいます。

- 2019 年の通院者率を性別にみると、男性 388.1、女性 418.8 で女性が高くなっています。
- 傷病分類別通院者率は、男性は**高血圧症**、糖尿病、歯の病気、女性は**高血圧症**、脂質異常症、眼の病気の順に高くなっています。

受療率

人口10万人に対する推計患者数を**受療率**といいます。

- 2020(令和２)年の性・年齢階級別受療率は、入院では男女ともに90歳以上が最も高く、外来では男性は80～84歳、女性は75～79歳が最も高くなっています。
- 傷病分類別受療率は、入院では「**精神及び行動の障害**」、「循環器系の疾患」、外来では「**消化器系の疾患**」、「健康状態に影響を及ぼす要因及び保健サービスの利用」の順に高くなっています。

ミニ情報 有訴者率、通院者率は国民生活基礎調査による。

いまずぐチェック！

Q1	有訴者率とは、人口千人に対する有訴者の割合である	○ 有訴者とは、病気やケガなどで自覚症状のある人のこと
Q2	有訴者率を把握するのは患者調査である	× 有訴者率の把握は国民生活基礎調査が行う。患者調査では受療率や入院期間などを把握する
Q3 頻出	日本の女性の有訴者の訴える症状で最も多いのは、「腰痛」である	× 「肩こり」が最も多く、次に「腰痛」が多い
Q4 頻出	日本の有訴者の割合は40%を超える	× 人口千人に対して302.5(2019年)
Q5 重要	75歳以上では、約60%が有訴者である	× 75歳以上の約50%が有訴者である
Q6	通院者率は女性より男性が高い	× 男性よりも女性の方が418.8で高い
Q7	通院者率を傷病別にみると、男女とも「高血圧症」が最も高い	○ 男女とも「高血圧症」が最も高い
Q8	入院傷病で受療率が最も高いのは「循環器系の疾患」である	× 「精神及び行動の障害」である(2020年)
Q9	外来傷病で受療率が最も高いのは、「消化器系の疾患」である	○ 次いで「健康状態に影響を及ぼす要因及び保健サービスの利用」が続く(2020年)

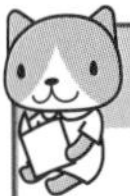

合格ゲットの+α

関連事項

患者調査

病院及び診療所を利用する患者について、その傷病の状況等の実態を明らかにし、医療行政の基礎資料を得るために3年に1回行われています。1993(平成5)年の調査からは、病院の入院患者及び病院の退院患者の状況を二次医療圏別に表すことが可能となっています。

A. 生活行動・習慣 - I

CHECK

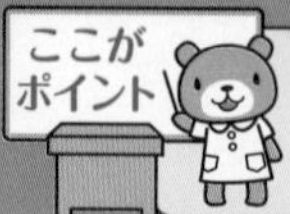

食事・栄養、睡眠（休養）、運動は健康増進の3要素である。これらを適切に管理することで、よい生活習慣が形成される。

食事・栄養

- 適正体重は体格指数(BMI)を指標とします。

BMI＝体重(kg)÷身長(m)^2

BMI値	判定基準
18.5未満	やせ
18.5以上～25.0未満	標準
25.0以上	肥満

- BMIはエネルギー摂取量及び消費量のバランスの維持を示す指標です。目標範囲は、18～49歳は18.5～24.9、50～64歳は20.0～24.9、65～74歳は21.5～24.9、75歳以上は21.5～24.9です。
- 脂質・タンパク質・糖質(炭水化物)各1g当たりのカロリー(kcal/g)をアトウォーター係数といいます。脂質は9kcal/g、タンパク質と糖質(炭水化物)は4kcal/gです。
- 塩分の目標量は、成人男性は7.5g/日未満、成人女性は6.5g/日未満です。
- カルシウムの推奨量は、30～74歳の男性は750mg/日、15～74歳の女性は650mg/日です。

睡眠

レム睡眠
・浅い眠り
・身体の休息
・夢をみることが多い

約90分周期で
交互に繰り返す

ノンレム睡眠
・深い眠り
・心も身体も熟睡

多くの人にはサーカディアンリズム(「朝起きて夜寝る」という約24時間周期のリズム)があります。

ミニ情報「日本人の食事摂取基準(2020年版)」も参考にしよう。

いますぐチェック！

Q1	関節リウマチは生活習慣病である	×	生活習慣病は、食習慣、運動習慣、喫煙、飲酒等が、発症・進行に関与するもの
Q2 頻出	日本の体格指数(BMI)で18は標準値である	×	BMI18.5未満は「やせ」である
Q3 頻出	タンパク質1gが体内で代謝されたときに生じるエネルギー量は、4kcalである	○	脂質は9kcal/g、タンパク質と糖質は4kcal/gである
Q4 重要	成人期の男女の場合、食塩の摂取は1日10g未満とする	×	男性7.5g/日未満、女性6.5g/日未満である
Q5	2020年版の日本人の食事摂取基準において、すべての栄養素の耐容上限量が設定された	×	十分な科学的根拠が得られない栄養素については耐容上限量が設定されていない
Q6	BMIは体脂肪の程度を反映している	×	BMIはその人の体格(身長と体重のバランス)を示すものである
Q7	サーカディアンリズムの周期は90分である	×	睡眠周期が約90分である。サーカディアンリズムは約24時間周期のリズムである
Q8	予防接種は疾病や障害に対する二次予防である	×	予防接種は一次予防である

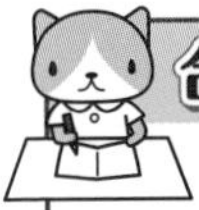

合格ゲットの+α　関連事項

エネルギーの指標

栄養素の推定平均必要量の算出などに必要であるため、BMIと推定エネルギー必要量(kcal/日)もあわせて使用します。なお、推定エネルギー必要量は、「基礎代謝量(kcal/日)×身体活動レベル」で算出します。日本人の食事摂取基準(2020年版)では、生活習慣病の重症化予防、高齢者の低栄養フレイル予防も視野に入りました。

A. 生活行動・習慣－Ⅱ

CHECK

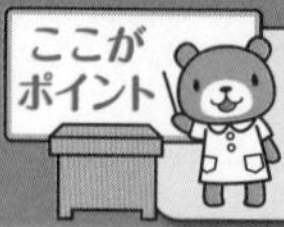

飲酒、喫煙、ストレスなどは生活習慣上の健康阻害因子であり、これらを控えることで、生活習慣病を予防することができる。

嗜好品

■飲酒による健康障害

身体障害	肝硬変などの肝機能障害、高血圧症、動脈硬化、脳血管障害、糖尿病、脂質異常症など
精神障害	アルコール依存症、アルコール精神病など

喫煙

■喫煙による健康障害

悪性新生物	肺がん、喉頭がん、口腔《こうくう》がん、食道がん
閉塞性肺疾患	肺気腫、慢性気管支炎など
循環器疾患	狭心症、心筋梗塞《こうそく》、動脈硬化など
消化器疾患	胃潰瘍《かいよう》、十二指腸潰瘍など
妊産婦への影響	低出生体重児、早産、死産、妊娠合併症

■受動喫煙による健康障害

肺がん、虚血《きょけつ》性心疾患、呼吸器疾患、乳幼児突然死症候群、低出生体重児の出産、小児の呼吸器症状など

受動喫煙の防止については、2018(平成30)年7月に健康増進法の一部を改正する法律が成立し、2020(令和2)年4月1日に全面施行されました。義務違反に対する勧告・命令等で改善がみられない場合は、**罰則が適用**されます。

ストレス

ストレスは身体面だけでなく、精神面にも影響を及ぼします。近年ではストレスによる精神疾患が増加しています。

ミニ情報 入院者を除く12歳以上の者の47.9%は悩み・ストレスがある(2019年)。

いますぐチェック！

	問題		解説
Q1 頻出	食道がんは飲酒に起因することが多い健康障害である	○	肝硬変も高濃度のアルコール摂取が原因となりうる
Q2	健康日本21（第三次）では、1日当たりの歩数を現状より1,500歩/日増加することを目標としている	○	運動習慣者を約10%増やすことも目標である
Q3	男性の生活習慣病のリスクを高める量を飲酒している割合は40%を超えている	×	男性14.9%、女性9.1%（2019年）
Q4	妊産婦の喫煙防止は、健康増進法で規定されている	×	健康増進法で規定されているのは、受動喫煙の防止である
Q5	ニコチン依存症は医療保険適用外である	×	2006年より医療保険適用となった
Q6	受動喫煙は肺がんの発症リスクを高める	○	受動喫煙による肺がん・虚血性心疾患等の死亡者は、年間約1万5千人とされている
Q7 重要	男性の喫煙習慣者の割合は40%を超えている	×	男性は27.1%、女性は7.6%（2019年）
Q8	過剰なストレスがあると体のバランスが失われる	○	ストレス状態が高まると、身体の不調だけでなく精神疾患も招く

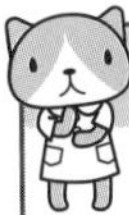

合格ゲットの+α

関連事項

喫煙指数（ブリンクマン指数）

喫煙指数（ブリンクマン指数）とは、喫煙が原因となる疾患の発症リスクを表す指標です。

喫煙指数（ブリンクマン指数）=（1日の喫煙本数）×（喫煙年数）

喫煙指数が400を超えると、肺がんの発症リスクが高まるといわれています。

2. 健康に影響する要因

B. 生活環境

CHECK

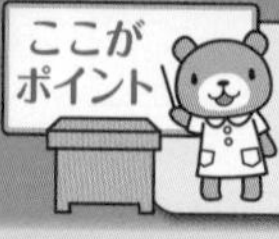

生活環境は、さまざまな面で健康に影響を及ぼす。特に、衣食住にかかわる保健衛生や、水・大気・土壌の汚染防止が重要である。

食品衛生

■食中毒

(1)感染型細菌性食中毒

生菌《せいきん》の大量摂取によるもので、多くは加熱で予防できます。潜伏期間は比較的長く、下痢・腹痛などの消化器症状がみられます。腸炎ビブリオ(海産魚介類)、サルモネラ、カンピロバクター、腸管出血性大腸菌(O-157など。ベロ毒素産生)などがあります。

(2)毒素型細菌性食中毒

食品中に産生された細菌毒素の摂取によるもので、食前加熱による予防は有効とは限りません。潜伏期間は一般に短いです。

ブドウ球菌(エンテロトキシン産生。化膿した傷口に多数存在)、ボツリヌス菌(ハム、ソーセージ、いずし、レンコン加工品などの嫌気的食品、真空パックは要注意)などがあります。

(3)ウイルス性食中毒

ノロウイルスによる感染が最も多く、冬季に多発します。嘔吐・下痢・腹痛などの症状が現れます。

住環境

■シックハウス症候群

新築建材や家具の塗料などに含まれるホルムアルデヒド(ホルマリン)が空気中に揮発することにより発症します。主な症状には「目がチカチカする」、「喉が痛くなる」などがあります。

■環境問題

二酸化炭素・窒素酸化物・フロン・ダイオキシンなどの化学物質及び放射性物質により、環境破壊が深刻化しています。また、健康への悪影響も問題視されています。

ミニ情報 日本人が摂取するダイオキシンの約9割が魚介類を介しているとされる。

✔いますぐチェック！

Q1	ボツリヌス中毒は、件数は少ないが致命率が高く、嫌気的条件下に保存された食品から起こることがある	○ ボツリヌス菌の毒素は、アセチルコリンの遊離を抑制して神経障害を引き起こす
Q2 重要	食中毒の病因物質のうち、寄生虫としてはアニサキスが最も多い	○ 刺身などに寄生していることが多い
Q3 頻出	レジオネラは温泉や循環式浴槽などで感染しやすい	○ 主に不衛生な循環式浴槽設備が原因で感染し、レジオネラ肺炎を発症する
Q4	シックハウス症候群の原因はアセトアルデヒドである	× シックハウスの原因物質はホルムアルデヒド。アセトアルデヒドはアルコールの中間代謝物質である
Q5 重要	ノロウイルスによる食中毒は夏に多い	× 12月〜3月に多い
Q6	フロンによりオゾン層が破壊され、地表への紫外線の到達量が増えて、皮膚がんが増加する可能性がある	○ 紫外線はDNAに突然変異を引き起こし、皮膚がんの原因となる
Q7	地球温暖化対策として、温室効果ガスの排出抑制に各国が取り組んでいる	○ 日本でも温室効果ガスの排出削減目標が決められている
Q8	地球温暖化の影響として、マラリア感染症の分布域の拡大が懸念されている	○ マラリアやジカ熱といった動物由来感染症の増加、熱中症の増加が懸念されている

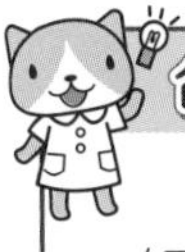

合格ゲットの+α　頻出テーマ

ノロウイルス

ノロウイルスは、カキなどの貝類による食中毒の原因となるウイルスです。感染者の便や嘔吐物が乾燥して空気中に舞い上がり、それを吸い込むことで経口的に感染します。

C. 社会環境

CHECK

健康に影響する要因のひとつに社会環境がある。社会環境においては、労働における職業性疾病や母性保護の視点も重要となる。

職業と健康障害

ある特定の職業に従事することでかかりやすい疾病を**職業病**（**職業性疾病**）といいます。主な職業病は次のとおりです。

物理的要因	職業性難聴、振動障害（電動のこぎりなどによる。レイノー現象、白ろう病など）、高気圧障害（潜水病など）、電離放射線被曝など
化学的要因	じん肺、中皮腫、有機溶剤中毒など
作業条件要因	頸肩《けいけん》腕症候群（VDT作業による）、職業性腰痛

労働安全衛生法は職業性疾病の予防を規定しています。

労働環境

労働基準法では、1日の労働時間を**8**時間以内、1週間の労働時間を**40**時間以内と定めています。

厚生労働省は「**労働時間の適正な把握のために使用者が講ずべき措置に関するガイドライン**」を定めており、始業・終業時刻の確認及び記録などの具体策を提示しています。

ワーク・ライフ・バランス

仕事と生活の調和に関する制度として、「**仕事と生活の調和（ワーク・ライフ・バランス）憲章**」及び「**仕事と生活の調和推進のための行動指針**」が策定されています。

年次有給休暇の取得促進や**長時間労働**の抑制等、労働者の健康と生活に配慮するとともに、多様な働き方に対応することが求められています。

なお、ワーク・ライフ・バランスの実現は、**雇用形態**の違いに関係なくすべての労働者にとって重要な課題です。

ミニ情報 配偶者のいる女性の労働参加が進み共働き世帯が増加している。

いますぐチェック！

Q1 頻出	アスベストが原因となる職業性疾病は、中皮腫である	○	肺線維症（じん肺）、悪性中皮腫の原因となり肺がんを起こす
Q2	コンピュータを使用する業務では、頸肩腕症候群になりやすい	○	このほか、職業性腰痛、眼精疲労などにもなりやすい
Q3	職業病の予防は、労働基準法に規定されている	×	労働安全衛生法に規定されている
Q4	年次有給休暇取得の促進が進められている	○	半日・時間単位の年次有給休暇取得制度や年次有給休暇の計画的な付与制度の導入、連続休暇の奨励などが実施されている
Q5	高齢労働者が安心安全に働けるようにするためのガイドラインがある	○	2020年にエイジフレンドリーガイドラインが公表された
Q6	女性の就業者数は増加傾向にあるが、子育て世代の就業率は低下している	×	女性の就業者数は増加傾向にあり、子育て世代で就業率の上昇幅が大きい
Q7	高所得の夫を持つ女性の就業率は低下している	×	上昇している。女性の就業に対する意識の変化がみられる
Q8	パートタイム労働者は短時間就労であるため、ワーク・ライフ・バランスを意識する必要はない	×	一般労働者、パートタイム労働者ともにワーク・ライフ・バランスの実現が求められる

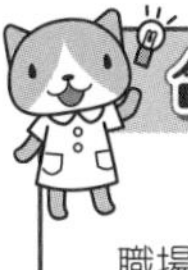

合格ゲットの＋α　関連事項

労働安全衛生法

職場における労働者の安全と健康を確保し、快適な職場環境を形成することを目的として、労働基準法の特別法である労働安全衛生法が定められています。

3. 看護で活用する社会保障

A. 医療保険制度の基本

CHECK

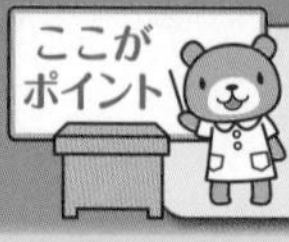

医療保険制度は社会保障制度のひとつで、他の制度と併用できる。要介護者については医療保険制度より介護保険制度が優先される場合もある。

医療保険の種類

■社会保険

- 職域保険：被用者保険、被用者年金保険、雇用保険、労働者災害補償保険
- 地域保険：国民健康保険、国民年金、介護保険

■医療保険

医療保険は、疾病・負傷（業務上のものを除く）・出産・死亡などの短期的な経済的損失について、保険給付を行う制度です。

①職域保険…被用者保険（全国健康保険協会管掌健康保険、組合管掌健康保険、各種共済保険組合）

- 被用者本人（被保険者。サラリーマンや公務員など）とその家族（被扶養者）に保険給付を行い、生活の安定を図ります。
- 医療費の自己負担率：本人・家族とも３割。義務教育就学前は２割、70～74歳は原則２割（一定以上所得者３割）。

②地域保険…都道府県、国民健康保険

- 都道府県、市町村及び特別区を単位として、被用者以外の一般国民（自営業者や会社の退職者など）を対象とします。
- 医療費の自己負担率：①と同じ

③後期高齢者医療制度

- 75歳以上の者、または65歳以上75歳未満で広域連合から障害認定を受けている者を対象とします。
- 医療費の自己負担率：１割（一定以上所得者３割）

国民医療費

2020（令和２）年度の国民医療費は42兆9,665億円。１人当たりの医療費は34万600円です。年齢階級別では65歳以上が最も高いです。

ミニ情報 年齢階級別国民医療費では、０～14歳が4.9％で最も低い。

いますぐチェック！

☑ Q1	医療保険では、被保険者が医療給付を受ける	○	医療給付を受けるのは被保険者。健康保険事業の運営主体は保険者という
☑ Q2	国民健康保険は職域保険である	×	市町村及び特別区が保険者の地域保険である
☑ Q3	医療給付として現金給付が行われる	×	医療給付は、実際に医療機関で受ける診察、処置、投薬などの現物給付である
☑ Q4	後期高齢者医療制度における医療費の自己負担は２割である	×	原則１割で、一定以上の所得がある者は３割である
☑ Q5 頻出	国民健康保険に加入している45歳の人では、本人の自己負担額は3割である	○	69歳以下では本人・家族ともに3割負担（ただし義務教育就学前は2割）
☑ Q6	人口1人当たりの国民医療費は30万円を超えている	○	2020（令和２）年度は人口１人当たり34万600円である
☑ Q7 重要	日本の1人当たり医療費が最も高い年齢階級は、65歳以上である	○	その中でも75歳以上が高い傾向にある
☑ Q8	業務上の疾病や負傷は労働者災害補償保険法による	○	なお、業務外のものは健康保険法による

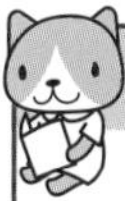

合格ゲットの＋α　頻出テーマ

雇用保険

　雇用保険では、労働者が失業した場合や職業訓練を受けた場合に、生活の安定、雇用の安定、労働者の能力の開発及び向上を図ることを目的として給付金が支給されます。

B. 介護保険制度の基本

CHECK

介護保険制度は、高齢者の増加や医療費の増大に対応して改正され、介護予防重視型となった。しかし、利用者の負担が大きくなっている。

保険者

介護保険制度における保険者は**市町村**及び特別区です。

被保険者

被保険者は**40**歳以上の者で、第１号被保険者(**65**歳以上)と第２号被保険者(40歳以上65歳未満の医療保険の加入者)に分かれます。第２号のうち介護サービスが利用できるのは、介護保険で定める特定16疾病に罹患《りかん》している場合だけです。

日常生活に必要な介護保険のサービスを選び、各事業者と契約を結んで利用します。費用負担は原則として費用の**１**割です。

給付の内容

要介護者の場合(要支援者は**介護予防**サービスとなります)。

居宅サービス	訪問介護(ホームヘルプサービス)、訪問入浴介護、訪問看護、通所介護(デイサービス)、短期入所生活介護・短期入所療養介護(ショートステイ)、特定福祉用具販売など
地域密着型サービス	認知症対応型共同生活介護(グループホーム)など
施設サービス	(指定)介護老人福祉施設(特別養護老人ホーム)、介護老人保健施設、介護医療院

要介護認定

要支援１・**２**、**要介護１**～**５**の認定で、数字が大きくなるほど介護が必要です。

ミニ情報 要介護(要支援)認定者数は約706.7万人〔2024(令和６)年１月〕。

いますぐチェック！

Q1	介護保険制度における保険者は都道府県である	×	保険者は市町村及び特別区。都道府県は指導と援助を行う
Q2 頻出	介護保険制度における第2号被保険者の年齢は、40歳以上65歳未満である	○	第1号被保険者は65歳以上、第2号被保険者は40歳以上65歳未満である
Q3	パーキンソン症候群の在宅療養者(50歳)の場合、介護保険のサービスは利用できない	×	パーキンソン症候群は介護保険で定める特定16疾病に含まれるため、介護保険のサービスを利用できる
Q4	介護保険の利用者の費用負担は、原則として費用の1割である	○	一定以上の所得がある場合は、2割または3割負担
Q5 重要	介護保険制度で居宅サービスの支給限度基準額が最も高いのは、要介護5である	○	最も介護が必要なのは要介護5。そのため、基準額が最も高い
Q6 頻出	要介護認定の申請先は介護保険施設である	×	申請先は市町村。なお、判定は介護認定審査会が行う
Q7	介護保険は国民皆保険制度である	×	医療保険が国民皆保険制度である
Q8	要介護認定の不服申し立ては介護認定審査会に行う	×	不服申し立ては介護保険審査会に行う

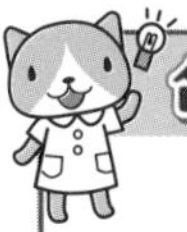

合格ゲットの+α

頻出テーマ

介護支援専門員の役割

介護支援専門員(ケアマネジャー)は、要介護者が適切な介護サービスを受けられるよう居宅サービス計画(ケアプラン)を作成します。なお、要介護認定は、市町村に設置された介護認定審査会で判定されます。

CHECK

A. 基本的人権の擁護　B. 倫理原則　C. 看護師等の役割

患者の基本的人権が擁護されるために、インフォームド・コンセントの徹底が非常に重要である。

インフォームド・コンセント

「医療処置または医療行為の開始前に十分な情報を患者が理解できる言葉で説明した上での同意」などと訳されます。

1947年の「ニュルンベルク綱領」、1948年の「ジュネーブ宣言」、1964年の「ヘルシンキ宣言（数回修正）」、1981年の世界医師会による「リスボン宣言」などに取り入れられました。

看護技術を提供する看護師は、「インフォームド・コンセントの遂行」、「自己決定や自由意思の尊重」、「プライバシーの保護」といった原則が守られるように努める役割をもちます。

リスボン宣言の原則

医療従事者が患者のために遵守すべき原則です。**選択の自由の権利**（担当医・病院の選択等）、**自己決定の権利**（治療への同意・拒否の決定等）といった患者の権利が保障されています。

ノーマライゼーションと社会参加

障害のある人が、障害のない人と同等に生活・活動できる社会の実現を目指す考えを、ノーマライゼーションといいます。1950年代にデンマークで提唱された理念であり、その後スウェーデンやアメリカにおいて発展し世界中に広がりました。

ノーマライゼーションを実現するための具体的実践のひとつに**社会参加**があります。地域において行われる政治、経済、教育、スポーツ、芸術などさまざまな分野の活動への参加を指し、実現するためには、本人の努力と生活面・環境面の条件の整備が必要です。

ミニ情報　患者が保障されるべき権利を患者の権利という。

いますぐチェック！

☑ Q1 重要	患者は医学研究のためであれば、協力を惜しんではならない	×	患者は医学の研究・教育の被験者になることを拒絶する権利を有する
☑ Q2 頻出	患者は延命治療を拒否する権利はもたない	×	患者は延命治療を拒否する権利を有する
☑ Q3	患者は担当医の変更を希望することはできない	×	医師を選択する自由が尊重される
☑ Q4	正確に説明するために、患者や家族からの質問は最後に受ける	×	質問はその都度受けて、患者の不安や疑問に対応する
☑ Q5	治療においては、可能な限り本人の意思決定を得る	○	できる限り本人の了解を得る
☑ Q6	治療は、説明と同意のどちらか一方により成立する	×	説明と同意の両方が必要である
☑ Q7	権利を擁護し代弁することをアドボカシーという	○	看護者は患者の権利が侵害されることのないよう擁護し、時には代弁者となる
☑ Q8 頻出	インフォームド・コンセントは1981年にオタワ憲章に取り入れられた	×	リスボン宣言に取り入れられた
☑ Q9	患者はセカンドオピニオンを求めることができる	○	選択の自由が守られる
☑ Q10	あらかじめ誰にでも使いやすいように設計することをバリアフリーという	×	ユニバーサルデザインである

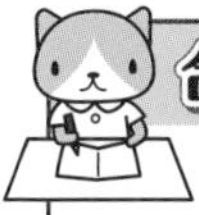

合格ゲットの＋α　重要語句

アドボカシー

権利擁護、代弁活動という意味です。自己の権利や援助のニーズを表明することの困難な障害をもつ人などに代わって、援助者が代理としてその権利やニーズの獲得を行うことをいいます。

A. 保健師助産師看護師法 - I

CHECK

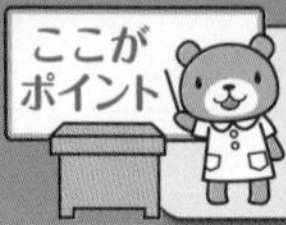

業務に従事している看護師等は、2年ごとに就業地の都道府県知事に業務従事者届を届け出る必要がある。

保健師助産師看護師法

1948(昭和23)年に制定され、保健師、助産師、看護師、准看護師の資格や業務について規定しています。

■保健師、助産師、看護師、准看護師の業務

保健師	保健指導が主な業務
助産師	助産、妊婦・褥婦・新生児の保健指導が主な業務
看護師	傷病者や褥婦に対する療養上の世話と診療の補助が主な業務
准看護師	医師・歯科医師・看護師の指示を受け、看護師の業務を行う

業務従事者届

業務に従事している保健師、助産師、看護師、准看護師は、2年ごとの12月31日時点における下記の内容を、翌年1月15日までに就業地の都道府県知事に届け出る義務があります。保健師助産師看護師法第33条に規定されています。

- 氏名、性別、生年月日
- 住所
- 登録番号と登録年月日
- 業務に従事する場所の所在地
- 従事期間　など

看護業務基準

1995(平成7)年、保健師助産師看護師法の規定を基にして日本看護協会が作成しました。すべての看護職を対象としており、看護職の責務について述べ、看護実践の要求レベルを示しています。

ミニ情報 看護業務とは、療養上の世話と診療の補助である。

いますぐチェック！

Q1	准看護師は独自の判断で看護業務ができる	×	医師・歯科医師・看護師の指示を受ける
Q2 頻出	看護師は医師の指示で動脈注射ができる	×	動脈注射は医師が行う。静脈内注射は医師の指示のもとで行うことができる
Q3	看護師は医師の指示で内診ができる	×	内診は医師及び助産師のみが可能
Q4	助産師には応招義務がある	○	正当な理由がない限り拒んではならない
Q5 重要	看護師は緊急の場合、医薬品の処方ができる	×	医師の指示があっても禁止されている
Q6	与薬は診療の補助業務である	○	医師の指示のもとに行う診療の補助である
Q7 重要	体位変換は看護師の判断のみで行うことができる	○	療養上の世話の範囲である
Q8	AEDは看護師の判断がなければ使用できない	×	誰でも使用できる
Q9	業務従事者届は毎年届け出る	×	2年ごとに届け出る
Q10	業務従事者届は出生地の都道府県知事に届け出る	×	就業地の都道府県知事に届け出る

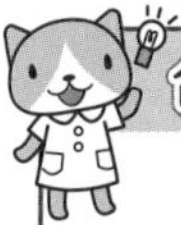

合格ゲットの＋α　頻出テーマ

業務独占と名称独占

助産師、看護師、准看護師は資格を所持していなければその業務を行うことができない業務独占資格であり、資格を所持していなければその肩書きを名乗ってはいけないと法律で規定されている名称独占資格です。なお、保健師は名称独占資格のみです。これらは国家試験でよく問われる事項なので、しっかり覚えましょう。

5. 看護に関わる基本的法律

CHECK

A. 保健師助産師看護師法 - Ⅱ
B. 看護師等の人材確保の促進に関する法律

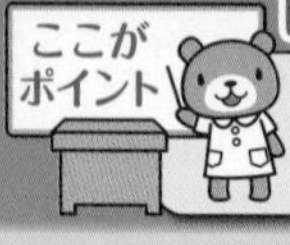

保健師助産師看護師法に規定されている守秘義務や、看護師等の人材確保の促進に関する法律について理解する。

守秘義務

看護師は、患者や家族の情報、プライベートな事柄についても業務上接する機会が多くなります。そのため、正当な理由なく、業務上知り得た情報を漏らすことがないよう注意しなければなりません。また、この守秘義務は、看護師などでなくなった後でも守らなければなりません。

以上の内容は、**保健師助産師看護師法**に規定されています。

看護師等の人材確保の促進に関する法律

少子高齢化によって、看護師等(看護師、准看護師、保健師、助産師)の社会における必要性が増し、**人材の確保**の重要性が著明となったことを受け、1992(平成4)年に制定されました。この法律の具体的な目的として、次のことが挙げられます。

- 看護師などの**養成**
- 処遇の改善
- 資質の向上
- **就業**の促進を図る
- 高度な専門知識と技能を有する看護師等の確保
- 看護に対する国民の関心と理解を深める

- **都道府県ナースセンター**：**都道府県知事**が指定し、都道府県ごとに1か所設置。看護師等の確保の動向を調査、**無料**の職業紹介事業、看護に関する**啓発活動**などが行われます。
- **中央ナースセンター**：**厚生労働大臣**が指定し、全国に1か所設置。都道府県ナースセンターの業務に関する啓発活動、指導、援助などが行われます。

ミニ情報 助産師の守秘義務に関しては、刑法に規定されている。

✔いますぐチェック！

☑ Q1	死亡した患者の情報については、守秘義務はない	×	患者の死亡後でも、守秘義務がある
☑ Q2	患者の退院後のケアについて、院外の地域医療スタッフに話してもよい	○	継続看護の確立のために、情報提供する必要がある
☑ Q3	警察から患者の情報を求められた場合、渡してよい	○	犯罪捜査に資する情報であれば、違反にはならない
☑ Q4	患者の病状について、患者の親戚であれば伝えてよい	×	患者の家族や親戚であっても勝手に伝えてはならない
☑ Q5	看護師を退職後であれば、患者情報を友人に話してもよい	×	守秘義務は退職後も守らなければならない
☑ Q6	患者の上司から求められたので、カルテのコピーを渡した	×	本人以外に開示することはできない。コピーを渡すことも守秘義務違反である
☑ Q7	市町村に1か所ナースセンターが設置されている	×	都道府県に1か所である
☑ Q8	中央ナースセンターは厚生労働省が運営している	×	中央ナースセンターは日本看護協会が厚生労働省から指定を受けて運営している
☑ Q9	ナースセンターの根拠法は保健師助産師看護師法である	×	看護師等の人材確保の促進に関する法律である

合格ゲットの+α　関連事項

免許

2007(平成19)年の保健師助産師看護師法の改正により、保健師は保健師と看護師の２つの国家試験、助産師は助産師と看護師の２つの国家試験に合格することが必要となりました。

知ってトクする医療関連keyワード

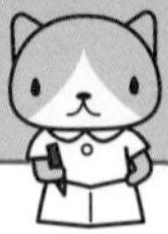

人物編

ナイチンゲール

ナイチンゲール(1820～1910年)といえば、献身的に看護する「犠牲の精神」や「白衣の天使」のイメージが強いかと思いますが、彼女はむしろ近代看護の改革者であり、観察と記録、統計、実践により多方面で活躍した大プロデューサーといえます。1853年に始まったクリミア戦争に従軍した際、戦争で負傷して亡くなる兵士は全体の1～2割、あとは栄養失調や感染症など予防可能な病気で死んでいるという実態を把握して、有名な「鶏のトサカの図」で分かりやすくその分析を示しました。記録の重要性を説き、統計情報を集め、説得性のあるプレゼンテーションを行えば、国の行政をも動かすことができることを実証したのです。

バセドウ医師

甲状腺機能亢進症のひとつであるバセドウ病は、1825年イギリスのパリー医師、1835年アイルランドのグレーブス医師、1840年ドイツのバセドウ医師が発見・報告しました。特徴的な症状である「メルゼブルクの三徴（頻脈・甲状腺腫・眼球突出)」は、バセドウ医師の出身地であるメルゼブルクによります。グレーブス病ではなくバセドウ病という言い方が多いのは、発見当時、日本の医学界はドイツ語圏に属していたためといわれます。

ユリウス・カエサル

帝王切開は、なぜ「帝王」というのでしょうか？　もとは、ドイツ語の「切開切除」の「Kaiserschnitt」の「Kaiser」が「帝王（皇帝)」、「schnitt」が「手術」と訳されて日本語での使用となりました。そのほか、ラテン語からドイツ語に訳す際「切開切除」(sectio caesarea）の「caesarea＝切る」を「カエサル」と誤って訳した説、ローマの帝王カエサルがこの方法により産まれたという説があります。カエサルが生きていた時代には、帝王切開は、亡くなった母体から子どもを助けるために行われた処置です。カエサルの母親は出産後も生きていた記録があり、この説の形勢は不利となっています。

Ⅱ章

看護の対象および看護活動の場と看護の機能について基本的な知識を問う

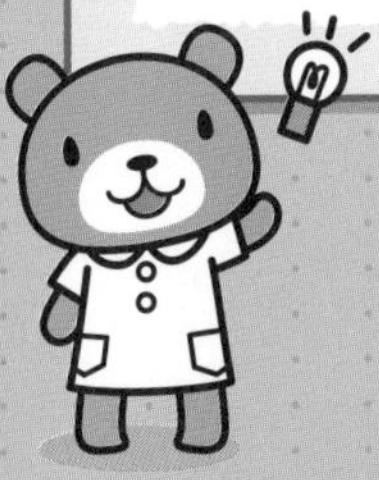

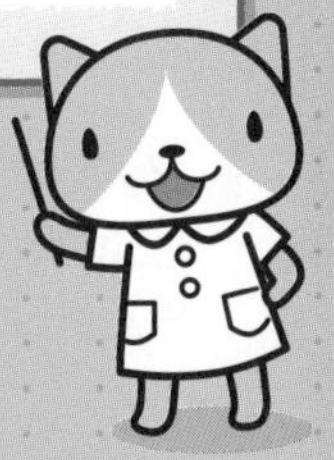

6. 人間の特性

7. 人間のライフサイクル各期の特徴と生活

8. 看護の対象としての患者と家族

9. 主な看護活動の場と看護の機能

A. 人間と欲求

CHECK

ここがポイント 人間の欲求には基本的欲求と社会的欲求がある。欲求を５つに分けて示したものがマズローの欲求階層である。

基本的欲求

一次的欲求とも呼ばれます。人間が生まれながらにもち、生きていくために生理的に必要不可欠なものを得ようとする欲求をいいます。具体的には食欲、性欲、睡眠欲などです。

社会的欲求

二次的欲求とも呼ばれます。人間が社会生活を営んでいく上で必要なものを得ようとする欲求をいいます。具体的には、親和欲求、達成欲求などです。

マズローの欲求階層

低い段階の欲求が満たされると、次の段階の欲求を得ようとする人間の欲求を階層で表したものです。

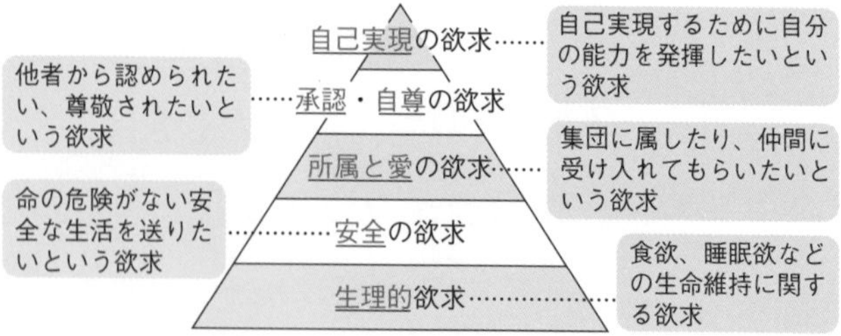

マズローは欠乏欲求と成長欲求という概念も示しています。

- **欠乏欲求**：欲求を感じ、与えられて充足する欲求。生理的欲求など低次の欲求がこれにあたります。
- **成長欲求**：満ち足りた状態で欲求を感じ、自己の充実したエネルギーを分け与えたいという欲求。自己実現など高次な欲求がこれにあたります。

ミニ情報 欲求が満たされないところに、必要な看護が存在する。

いますぐチェック！

☑ Q1 頻出	基本的欲求は二次的欲求である	× 一次的欲求である
☑ Q2	他者から認められたい欲求は自己実現の欲求である	× 承認・自尊の欲求である
☑ Q3	この病院に入院できてよかったと感じる場合、所属と愛の欲求が満たされている	○ 所属する集団内での居場所に対する欲求である
☑ Q4	ぐっすり眠りたいという欲求は、社会的欲求である	× 基本的欲求である
☑ Q5	危険から自分の身を守りたいという欲求は、安全の欲求である	○ 保護、安堵感などに対する欲求である
☑ Q6 重要	社会的欲求は人間が生まれながらにもっている	× 人間が生まれながらにもっているのは、基本的欲求である
☑ Q7 頻出	患者の欲求のうち最優先しなければならないのは、生理的欲求である	○ 最低次元のものから順に満たされる必要がある
☑ Q8 重要	マズローの欲求階層は8段階からなる	× 5段階である
☑ Q9	生命維持に関する欲求は高次元の欲求である	× 基本的欲求であり、低次元の欲求である
☑ Q10	マズローの欲求階層は、高い欲求から順に得ようとする人間の欲求を表している	× 低い欲求から高い欲求へと順に得ようとする

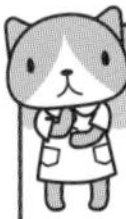

合格ゲットの＋α　アドバイス

患者の欲求と目標の優先順位

看護計画立案時には、患者の欲求を思い出しましょう。患者が、今、どの欲求が満たされることを望んでいるかを考えると、必然的に目標の優先順位が決まってくるはずです。患者の個別性を尊重する姿勢を忘れないようにしましょう。

B. 対象の特性

CHECK

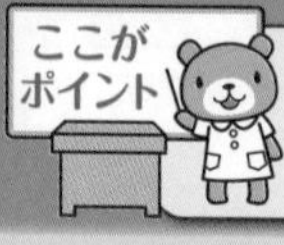

健康は身体的・精神的・社会的要因から影響を受けるもので、疾患がないから健康であるとはいえない。

QOL

人間を取り巻くあらゆる状況を含めて包括的に健康をとらえる概念を、Quality of Life(QOL)といいます。生命の質・人生の質・生活の質と訳されます。

健康の概念

- 健康は個別的な概念である
- 健康と不健康は、対立する概念ではない
- 健康から不健康に至る過程は、連続的である

WHO(世界保健機関)は、「単に疾病や障害がないというだけでなく、身体的にも、精神的にも、社会的にも完全に安寧な状態である」と健康を定義しています。主な看護理論家の定義した健康の概念には、次のものがあります。また、心身の健康について自身の感覚で判断することを主観的健康といいます。

- パーソンズ：健康とは、個人が社会化されるにつれて担う役割と課題を効果的に遂行することである
- スミス：健康と不健康は連続体の両極である
- ベンダー：健康とは、目標に向けた行動、適切なケア、そして良好な人間関係を通し先天的・後天的な人間の可能性を実現することである。それと同時に身体の統合性を維持し、環境との調和を保つために必要のつど調整を行うことである
- ロイ：健康とは、統合された全体的存在としての人になることであり、またそのような存在になる過程である
- オレム：身体的、精神的、社会的安寧を含みつつ、人間が構造的にも機能的にも健全かつ総合された状態である

ミニ情報 キューブラー・ロスは人が死を受容する過程を5段階に区分した。

いまずぐチェック！

Q1	QOLは患者の健康状態と訳される	× 生命・人生・生活の質と訳される
Q2 重要	主観的健康は、検査データや健診などによって判定できる	× 主観的健康は、自分自身の健康の捉え方である
Q3 重要	延命することは患者のQOL向上につながる	× 生命の長さではなく、質が重要である
Q4	特に治療の必要がない人々を健康であるという	× 健康とは、身体的・精神的・社会的によい状態を指す
Q5 重要	健康と不健康は間欠的である	× 連続的である
Q6 頻出	障害をもつ人は不健康である	× 障害があっても本人にとって良好な状態であれば健康である
Q7	健康を得ることは人々の権利である	○ 基本的権利である
Q8	健康は周りの人と比べて評価する	× 健康は個別的な概念である
Q9	健康と不健康は対立する概念である	× 対立する概念ではなく、連続的な概念である
Q10	キューブラー・ロスの提唱した人間の死の受容過程において、第1段階は「怒り」である	× 第1段階は死を認めようとしない「否認」である

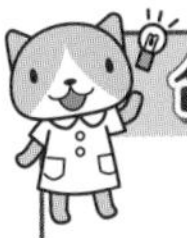

合格ゲットの＋α　重要語句

プライマリーヘルスケア

健康の保持・回復には、①地域住民の主体的参加 ②ニーズ指向性 ③資源の有効活用 ④社会システムとの協調・統合が重要であるという概念です。1978年に採択されたアルマ・アタ宣言に基づいています。

7. 人間のライフサイクル各期の特徴と生活

A. 胎児期

CHECK

ここがポイント

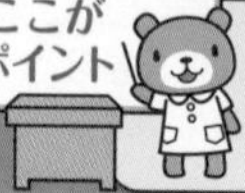

妊娠 10 週未満を胎芽、10 週以降を胎児という。胎児期になると各器官の成熟がみられるようになる。

胎芽期

妊娠10週未満（受精後8週まで）を指します。受精後第３週には胚子《はいし》の外胚葉、中胚葉、内胚葉の３つの胚葉が分化し、それぞれの胚葉から器官原基の形成が行われます。

胎児期

妊娠10週以降（受精後9週から）になると胎児と呼ばれるようになり、各器官の成熟や機能の成熟がみられます。

■胎芽、胎児の発育

胎齢	胎芽期間					
	3週	4週	5週	6週	7週	8週
大きさ（頭殿長）		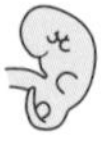 4mm	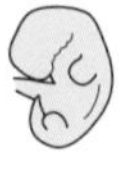 8mm	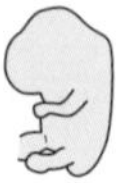 13mm	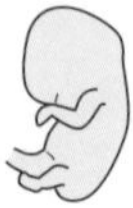 18mm	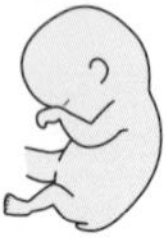 3cm
胎齢	胎児期間					
	9週	16週	32週	38週		
大きさ（頭殿長）	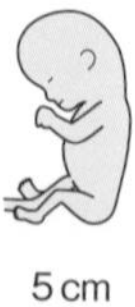 5cm	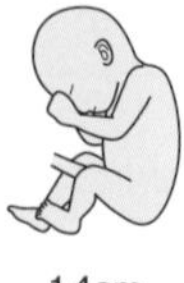 14cm	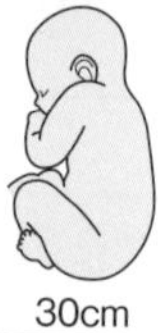 30cm	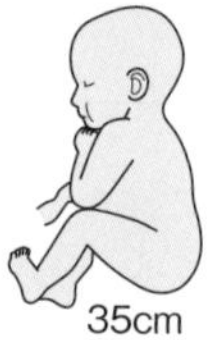 35cm		

胎児の心臓は妊娠６週には機能し始めます。肺はガス交換以外の主な機能が妊娠19週ごろまでに形成されます。妊娠12～15週ごろには消化管における羊水の吸収が確認できます。尿の生成は妊娠９～12週ごろに始まります。

ミニ情報 女性が妊娠に気づくころの胎芽の大きさは約4mmである。

✔いますぐチェック！

Q1	妊娠12週未満を胎芽という	×	妊娠10週未満を指す
Q2	妊娠10週以降を胎児という	○	妊娠10週以降とは受精後9週からのこと
Q3 重要	外胚葉は皮膚の起源となる	○	中枢神経系、末梢神経系なども含む
Q4 重要	内胚葉は心臓の起源となる	×	上皮や腺細胞、甲状腺などの起源となる
Q5 重要	中胚葉は骨の起源となる	○	筋肉、心臓血管系、腎臓、生殖器なども含む
Q6	妊娠6週を過ぎると各器官の成熟がみられるようになる	×	妊娠10週を過ぎ、胎児と呼ばれるようになってからである
Q7	心臓は妊娠10週ごろから機能する	×	妊娠6週ごろには機能し始める
Q8	羊水は胎児の尿からも産生される	○	妊娠初期は羊膜からの分泌や母体の血漿《けっしょう》からの滲出《しんしゅつ》などによってできる。
Q9	妊娠12～15週ごろ、胎児の性別が明らかとなる	○	妊娠12～15週ごろに性別が判明し、胎児の運動もみられ、産毛がはえてくる
Q10	胎児循環では肺動脈が最も酸素を多く含む	×	臍静脈が最も酸素を多く含む

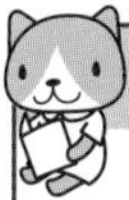

合格ゲットの+α　重要語句

肺サーファクタント

胎児の肺胞や気道の構造は妊娠24週ごろ完成します。その後、妊娠33週を過ぎるころ、肺胞虚脱を防ぐ界面活性物質である、肺サーファクタントが産生され始めます。肺サーファクタントの有無が、新生児の出生後の呼吸状態に大きく影響します。

B. 新生児・乳児期－Ⅰ

CHECK ✓ ✓

ここがポイント

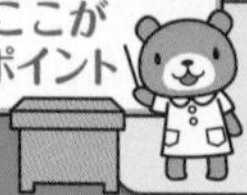

生後 28 日未満の児を新生児といい、子宮内環境から胎外環境へ適応する時期である。

新生児

生後4週(28日)未満の新生児は、子宮内環境から胎外環境への移行期であり、それに伴いさまざまな生理的変化が現れます。

新生児のうち、生後7日未満を早期新生児といいます。

■出生時の平均値

体　重	身　長	胸　囲	頭　囲
3,000g	50cm	32cm	33cm

■出生体重に基づいた新生児分類

- 4,500 g以上：超巨大児
- 4,000 g以上：巨大児
- 2,500 g未満：低出生体重児
- 1,500 g未満：極低出生体重児
- 1,000 g未満：超低出生体重児

■在胎(妊娠)週数に基づいた新生児分類

超早産児	28週以上の早産児	正期産児	過期産児
早産児			

↑22週　↑28週　↑37週　↑42週　(週数)

■母乳栄養の利点と問題点

- 利点

  ①感染防御性が強い　②愛着行動の形成

  ③母体回復促進　④アレルギー反応を起こしにくい

- 問題点

  ①ビタミンK欠乏による出血傾向がみられる

  ②薬や飲酒、喫煙など母親からの影響を受ける

ミニ情報 妊娠満22週以降の死産に早期新生児死亡を加えたものを周産期死亡という。

いますぐチェック！

Q1	生後14日未満の児を新生児という	×	生後28日未満である
Q2 重要	妊娠36週以降42週未満の出生児を正期産児という	×	妊娠37週以降42週未満である
Q3	早産児のなかで、妊娠22週以降28週未満で出生した児を超早産児という	○	妊娠28週以降37週未満に出生した「28週以上の早産児」とは区別している
Q4 頻出	1,500g以下で出生した児を低出生体重児という	×	2,500g未満である。1,500g未満の児は極低出生体重児という
Q5	新生児の平均出生体重は3,000gである	○	4,000g以上を巨大児という
Q6	母乳は感染防御性が強い	○	IgAが多く含まれることで消化管での感染を防ぐ
Q7	母乳を与えることと愛着形成は関係がない	×	母子相互作用による愛着行動の形成につながる
Q8	母乳にはビタミンEが不足している	×	母乳に不足しているのはビタミンKである
Q9	早産・低出生体重児には母乳栄養を控える	×	感染防御などのため、微量であっても母乳を与えるとよい

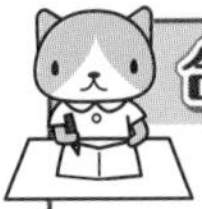

合格ゲットの+α　関連事項

初回排泄

ほとんどの新生児には、生後24時間以内に初回排尿便がみられます。生後すぐは暗緑色の胎便がみられ、3～5日ごろには黄色い便に変化していきます。生後24時間以内に排便がみられない場合は、消化管閉鎖などを疑います。

7. 人間のライフサイクル各期の特徴と生活

B. 新生児・乳児期 - Ⅱ

CHECK

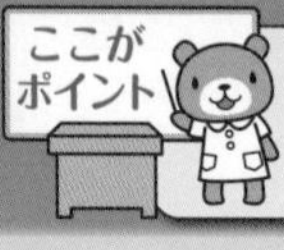

子どもの発達には一定の順序があり、連続的であるが、速度は一定でない。また個人差が大きく発達段階において重要な臨界期がある。

乳児

生後１年未満を指します。出生から１年間で、体重は３倍に増加するなど、形態的にも機能的にも大きな成長をみせる時期です。

■乳児の形態的成長（出生時より）

体　重	３か月で2倍、１歳で3倍
身　長	１歳で1.5倍
胸囲・頭囲	１歳で胸囲≒頭囲

成長・発達の原則

- 成長・発達には個人差があります。
- 成長・発達は一定の順序（**頭部**から**下部**へ、身体の**中心**から**末梢**《まっしょう》へ、**粗大**運動から**微細**運動へ）があります。
- 成長・発達は連続的で、その速度は一定ではありません。
- 特定の器官や機能の成長発達に、重要な時期（**臨界期**）があります。

愛着形成

- ある特定の人に対し、そばにいたいと感じたりする感情、特に乳児期に形成される母親と子どもの関係、強い絆を**愛着**といいます。
- 愛着形成には、泣いたらすぐに来てくれたり、空腹時にはそれを満たしてくれるなどといった相互関係が大きく関与します。
- 母親との愛着形成が進み、強い絆が結ばれることは、その後の成長過程での人間関係を築く基礎となります。

ミニ情報　生後６か月ごろからみられる人見知りは愛着形成の現れである。

いますぐチェック！

☐ Q1	乳児期においては、1日の体重増加率が目覚ましい	○	月齢が低いほど、体重増加量は大きい
☐ Q2 重要	出生後2か月で体重は2倍になる	×	生後3か月である
☐ Q3 頻出	1歳で身長は出生時の1.5倍になる	○	体重は3倍になる
☐ Q4	生後半年で胸囲と頭囲がほぼ同じとなる	×	1歳でほぼ同じとなる
☐ Q5	成長・発達は連続的で、常に一定の速度で進む	×	連続的ではあるが、速度は一定ではない
☐ Q6 重要	ある器官や機能の発達には、決定的に重要な時期がある	○	胎児の器官形成期である妊娠初期に風疹罹患《りかん》すると、児の目や耳、心臓に障害が現れることがある
☐ Q7 重要	身体の末梢部から中心部へ発達が進む	×	身体の中心部から末梢方向へ発達が進む
☐ Q8	乳児期の人見知りは、母親への愛着行動ともいえる	○	見知らぬ人に不安感情を抱くようになる
☐ Q9	多くの人との接近を強く求めることを愛着という	×	特定の人に対して抱く感情である
☐ Q10	幼児になると愛着行動はみられなくなる	×	乳幼児に強くみられる
☐ Q11	ひとり座りができた後に首がすわる	×	頭部から下部へと発達する

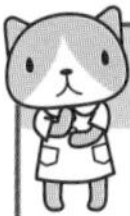

合格ゲットの＋α　重要語句

先天性風疹症候群

　胎児の器官形成期である妊娠初期に母体が風疹に初感染すると、胎内感染が生じます。それにより、白内障、心奇形、聴力障害、知能障害、小頭症などを生じることがあります。妊娠10週未満の初感染では高率に先天性風疹症候群となります。

C. 幼児期

CHECK

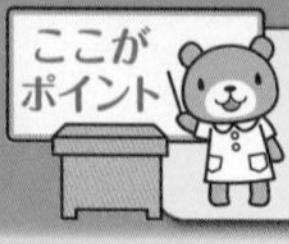

幼児期では、運動機能や社会性が著しく発達し、基本的生活習慣を身につけ、言葉を習得する。

幼児

生後1年以降から6歳ごろまでの就学前の児を指します。運動機能や社会性が著しく発達します。また基本的生活習慣を身につけ、自立します。

■4～5歳児のおおよその形態的成長(出生時より)

体　重	15kg(5倍)
身　長	100cm(2倍)
胸囲・頭囲	胸囲＞頭囲

基本的生活習慣の確立

- 排尿の自立：3歳6か月ごろ
- 排便の自立：4歳6か月ごろ
- 更衣の自立：5～6歳ごろ

言語の発達

- ママなど意味のある言葉を1語言う：1歳以降
- 2語文：2歳以降
- 会話のおおよその完成：3～4歳

社会性の発達

3歳ごろまではただ友達をみていたり、同じ場所で同じような遊びをしていても一緒には遊びません。4歳以降になると徐々に友達と一緒に遊ぶようになり、最終的にはルールや役割分担を取り入れながら遊ぶことができるようになります。また3～4歳になると、おままごとなどで遊ぶことが多くなり、幼児期後半には折り紙やお絵かきなど創造的な遊びも盛んになります。

ミニ情報 ひとりで歩けるようになるのは15か月ごろである。

✔いますぐチェック！

Q1	4〜5歳では身長が出生時のおよそ2倍になる	○ 1歳で1.5倍になる
Q2	4〜5歳では体重が出生時のおよそ4倍になる	× およそ5倍に成長する
Q3	トイレトレーニングは3歳過ぎから開始する	× 1歳半〜3歳ごろまでに行うとよい
Q4 頻出	トイレに誘導すれば1人で排尿するのは2歳過ぎである	○ 排尿行動の完全な自立は3歳6か月ごろである
Q5 頻出	排便行動の完全な自立は6歳ごろである	× 自分で紙を使って後始末ができるようになるのは4歳6か月ごろである
Q6	1歳になると喃語《なんご》が盛んになる	× 喃語は2か月ごろから始まり、6か月ごろには盛んになる
Q7	生後半年で意味のある言葉を言う	× 意味のある言葉を言うのは1歳以降である
Q8 重要	2歳では2語文を話す	○ 1歳で単語中心の1語文を話す
Q9	4〜5歳でおおよその会話が完成する	× 3〜4歳でおおよその話し言葉が完成する
Q10	2歳ごろになると反抗期がみられる	○ 自我意識が出現し始め、何に対しても嫌と言ったり、自分でやりたがる

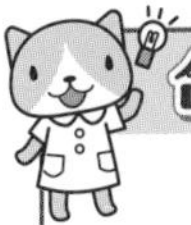

合格ゲットの＋α　頻出テーマ

小児の発達評価

小児の精神・運動機能の発達を評価する検査の代表的なものとして、改訂日本版デンバー式発達スクリーニング検査があります。乳幼児健康診査でも用いられているので、一度目を通しておくとよいでしょう。

D。学童期

CHECK

学童期は小学校入学から卒業までにあたり、学校生活を通して社会性や道徳観などを形成する時期である。

学童期

小学校就学後から卒業までの12歳ごろまでを指します。学校生活を通して、交友関係も拡大し、社会性が著しく発達します。学童期後半になると、ほとんどの生理機能が成人に近づき、身体発育に伴い、運動機能も向上します。

社会性の発達

- **学童期前半**：一緒に遊ぶ友達と交友関係を結びます。クラス替えによって交友関係が変わるなど、広く浅い友人関係が多くなります。また、性別による遊びの違いはそれほどなく、男女交えた集団で遊ぶことができます。

  教師など、大人から認めてもらいたいという欲求が強い時期でもあります。

- **学童期後半**：中期から後期にかけて、仲良しグループが集団を作って行動する時期で、ギャングエイジ(徒党時代)といわれます。集団内でルールを作り、親が知らない情報をもち、結束して行動する特徴をもちます。同性同士で結束するようになり、異性のグループに対しては対抗意識をもつようになります。また、発言力や行動力のある子どもを中心にクラスという社会が形成されます。

  その一方で、仲間はずれなどの孤立者が出始める時期でもあります。最終的にクラス全体でリーダーを中心としてまとまりをもつようになるのは小学校５～６年ごろです。

  学校行事や修学旅行などについても、積極的に自分たちの力で作り上げようという気持ちが表面に出てくることも多くなります。

ミニ情報 学童期の身体発達評価にはローレル指数が用いられる。

✔いますぐチェック！

☑ Q1 重要	学童期前半では、自発的に徒党を組んで行動する	× ギャングエイジは学童期中期から後期の特徴である
☑ Q2	学童期前半では、同性同士が結束することが多い	× 男女交えて集団で遊ぶ時期である
☑ Q3	学童期前半では、友達に認めてほしいという欲求が強い	× 大人からの承認を得ようとする時期である
☑ Q4	学童期中期以降では、仲間同士の約束を重視する	○ 仲間意識が強くなる時期である
☑ Q5	学童期には複雑な身体遊びができる	○ 筋肉や骨、脳も急激に発達する
☑ Q6	小学校低学年では、リーダーを中心にクラスでまとまることができる	× 小学校5～6年の高学年の特徴である
☑ Q7	学童期には第一反抗期が特徴的である	× 第一反抗期は自己主張をし始める2～3歳ごろにみられる
☑ Q8	学童期の子どもの肥満は増加している	○ 家族全体の生活改善が必要である
☑ Q9	学童期では、筋肉の発達が穏やかである	× 筋肉や骨が急激に発達し、生理機能も成人に近づく
☑ Q10	学童期は基本的生活習慣を身につける時期である	× 社会性や道徳観を身につける

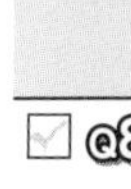

合格ゲットの+α アドバイス

学童期の出題傾向

状況設定問題では、疾患をもった子どもの発達に関してもよく問われます。入院生活を余儀なくされている学童期の子どもにとって、学校生活が送れないことが社会性の発達に影響を与える点を理解しておく必要があります。

E. 思春期

CHECK

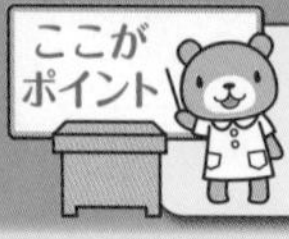

思春期では、第二次性徴という著しい身体的変化を体験する。また、「心理的離乳」、「第二反抗期」ともいい、アイデンティティが確立する多感な時期である。

思春期

第二次性徴の始まりから成人期に移行するまでを指します。身体的・精神的に、個人差はあるものの著しく変化します。急激な身体的成長に、精神的成長が追いつかず、心理的に不安定になり得る時期でもあります。

第二次性徴

各生殖器が成熟し、生殖能力をもつようになることが大きな特徴です。個人差はあるものの、一定の順序があります。

男　子	変声→恥毛の発生→精通
女　子	乳房の発育→恥毛の発生→初経

この時期は身長・体重の増加が著しく、特に女子では体脂肪が増え、女性らしい丸みを帯びた体型となります。

アイデンティティの確立

「自分は自分である」というアイデンティティ（自我同一性）に目覚める思春期は、自分を認めてもらいたいという欲求を強くもちます。そのため、自分が認められていないと感じたりすると、強く抵抗するようになります。この時期を、幼児期に「イヤ、イヤ」を繰り返す反抗期に続き、第二反抗期といいます。このような時期にある子どもをもつ親は、「口答えばかりする」、「言うことを聞かない」などと感じます。親からの押しつけが強いと反抗がさらに強くなり、親子関係が悪化することがあります。また、自分は何者なのかということを問い、日記などを書いて自分自身をみつめる時期でもあります。

ミニ情報　思春期は、欲求が満たされないと、「反発」という形で表現する。

✔いますぐチェック！

	問題		解説
Q1	思春期は精神的に最も落ち着いている時期である	×	身体の大きな変化を迎える思春期はさまざまな葛藤が多い
Q2 頻出	思春期では、友人よりも教師を尊敬の対象とする	×	大人への反発があり、友人や先輩を尊敬する
Q3	女子の第二次性徴では初経がみられる	○	平均12歳で初経を迎える
Q4 重要	第二次性徴の出現は女子よりも男子の方が早い	×	女子の方が早い
Q5	女子にみられる最初の徴候は、乳房の発育である	○	その後、恥毛の発生、初経の順に続く
Q6	男子にみられる最初の徴候は、身長の伸びである	×	男子では変声である
Q7 頻出	女子では体脂肪が著明に増加し、その後身長が伸びる	×	身長が伸びた時期の約半年後に体脂肪が著明に増える
Q8	思春期で見られる心理的離乳は、第二次性徴による	×	精神的な自立となる第二反抗期による
Q9	自分は自分であるという概念を自我同一性という	○	アイデンティティともいい、この確立が思春期の発達課題である
Q10	思春期に好発する心因性疾患がある	○	神経性食欲不振症が代表的である

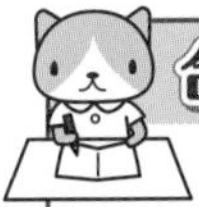

合格ゲットの＋α　アドバイス

この分野の出題傾向

思春期では、学校でのいじめや不登校、引きこもり、自傷行為、家庭内暴力などがみられます。これらの社会的問題や時事ニュースなどに対しても、関心をもつようにしましょう。

7. 人間のライフサイクル各期の特徴と生活

F. 成人期

CHECK

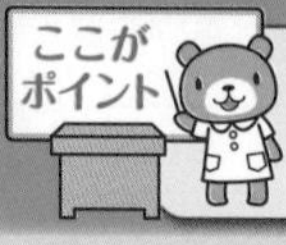

成人期は青年期から壮年期までの長い期間を指す。社会的にも家庭内でも責任を負う機会の多い時期である。

成人期

青年期から壮年期までのおおよそ40年間の長い期間を指します。社会的に自立し、老年期を迎える準備を整えていく時期です。

■成人期に起こりやすい発達危機

- **燃え尽き症候群**：突然すべてに対し意欲を失い、燃え尽きたように仕事ができなくなります。バーンアウトともいいます。
- **空《から》の巣症候群**：子どもが成人することで、親の役割を喪失し、自分の家庭が空の巣となったような空虚感を感じます。
- **青い鳥症候群**：職場不適合のひとつで、自分に合う仕事があるはず、自分の能力を評価してくれる職場があるはずと思い、幸せの青い鳥を目指して転職をする青年の思考形式です。

社会的責任と役割

- **青年期**：一社会人となるべく、将来を見据えて仕事を得ます。また異性への関心を深めます。
- **壮年期**：家族や社会においての中心的存在になります。子どもを育て、社会の中でも次世代を育てていく時期です。家庭や職場でも大きな責任を負うことが多く、そのため心身にストレスを抱えることが多くなります。

生殖機能の成熟と衰退

青年期では生殖機能が**成熟**を迎えます。壮年期になると、身体的には**老化**が始まっています。特に女性では閉経を迎え、生殖機能の低下に加え、さまざまな更年期症状を呈することがあります。

ミニ情報 10〜40歳代の死亡原因の上位に自殺がある。

いますぐチェック！

Q1	眼の調節力の低下は、40歳代から急激にみられる	○	老眼がみられるようになる
Q2 重要	60歳代ごろから、肺の残気量は減少する	×	肺の残気量は増加する
Q3	青年期は異性への関心を深めていく時期である	○	親から自立していく時期でもある
Q4 重要	壮年期は、精神的ストレスを抱えることが多い	○	責任を負う機会が多くなる
Q5	壮年期は結晶性知能が低下する	×	結晶性知能(経験によって得られた判断力など)はさらに上昇する
Q6 頻出	壮年期の体力は、個人差が大きい	○	職業や、運動習慣によって大きな差が生じる
Q7	壮年期は、基礎代謝の量の低下により、肥満になりにくい	×	運動量の低下も重なり、肥満を招きやすい
Q8 重要	壮年期の女性に大きな影響を与える出来事として、閉経がある	○	身体的・精神的に大きな影響を与える
Q9	壮年期に生じる発達危機のひとつに、空の巣症候群がある	○	特に専業主婦に起こりやすいとされる
Q10	仕事などに意欲を失うことを、青い鳥症候群という	×	燃え尽き症候群(バーンアウト)である

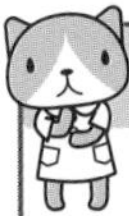

合格ゲットの＋α

頻出テーマ

エリクソンによる発達課題

エリクソンは人間の生涯を８段階に区分し、人生の段階をライフサイクルという言葉で表しました。それぞれの段階に固有の発達段階があり、それを土台にして次の段階が準備されるとしました。

G. 老年期

CHECK

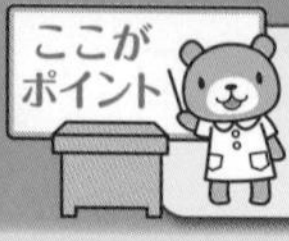

65 ～ 74 歳を前期高齢者、75 歳以上を後期高齢者といい、加齢に伴う変化が著明となる時期である。

老年期

65歳以上を老年期といいます。さらに65～74歳を前期高齢者、75歳以上を後期高齢者といいます。老年期は加齢に伴う身体的変化が著明になり、家族や社会の中での役割の変化を体験する時期です。

身体的機能の変化

加齢に伴う変化として、４つの機能(①回復力　②予備力　③防衛力　④適応力)が低下します。それによってさまざまな変化が全身に生じます。

■加齢に伴う身体の変化

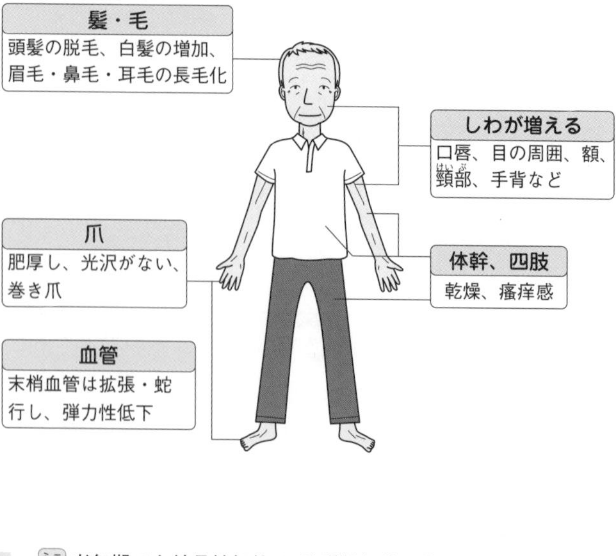

ミニ情報　老年期でも結晶性知能は、流動性知能に比べ、保持されやすい。

いますぐチェック！

Q1 重要	70～74歳を前期高齢者という	×	前期高齢者とは65～74歳を指す
Q2 重要	80歳以上を後期高齢者という	×	75歳以上である
Q3	疾患による症状は加齢とともに出現しやすくなる	×	加齢で、疾患特有の症状は出現しにくくなる
Q4	加齢に伴い、運動機能が低下しやすくなる	○	筋力、関節可動域、平衡感覚などが低下し、運動機能が低下しやすい
Q5	加齢に伴い、免疫力が低下する	○	防衛力の低下による
Q6 頻出	高齢者は、明順応時間が短くなる	×	暗順応時間が延長するため、夜間転倒が多い
Q7 頻出	高齢者は、低い音から聞き取りにくくなる	×	高い音から聞き取りにくくなる
Q8	高齢者は精神的疾患にかかりにくい	×	性格、環境により老人性うつの発症があり得る
Q9	加齢に伴い、骨量が増加する	×	骨量が低下することによって、骨《こつ》粗《そ》鬆《しょう》症《しょう》が生じる
Q10	加齢に伴い、味覚閾値が低下する	×	味覚閾値が上昇するため、塩分の摂りすぎなどに注意が必要
Q11	加齢に伴い、心臓は肥大・肥厚する	○	動脈硬化などにより抵抗性が増した血管に血液を送り出すため肥大する

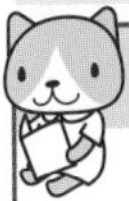

合格ゲットの+α　頻出テーマ

超高齢社会

日本の高齢化率は、1994（平成6）年には14％超、そして2022（令和４）年現在29.0％となりました。およそ３人に１人が65歳以上の高齢者、7人に１人が75歳以上の後期高齢者となっており、超高齢社会に突入しています。

A. 家族の機能　B. 家族形態の変化

CHECK ✓ ✓

家族は社会や個人に対してさまざまな働きを持つが、その家族のあり方は多様になっており、その強みを活かした、家族の機能の活用が求められる。

家族

夫婦関係を基礎とし、親子・きょうだいなどの近親者がその主要な構成員であり、相互に愛情やわれわれ感情によって強く結ばれ、共同の生活を営んでいる福祉共同集団です。しかし、血縁関係になくとも家族である場合もあります。

■家族構成員

結婚制度に従って婚姻をし、子どもを生み育てるということだけでなく、さまざまな家族の形があります。家族のあり方は多様に変化しており、その家族を構成する家族構成員もさまざまになってきています。

疾病による家族の危機

疾病により家族も危機を体験します。家族構成員個人の危機と集団としての家族の危機は異なります。集団としての家族の危機とは、これまでさまざまな困難な状況に取り組むために家族が行ってきた対処方法がうまく機能していない状況です。疾病による家族構成員個人の危機は、混乱、絶望、無気力などの感情を生じさせます。

集団としての家族の危機は、大切な家族であればあるほど、疾病に対する家族構成員それぞれの動揺が強く、家族構成員同士のコミュニケーションがとれず、必要な意思決定が困難となるといったことが生じます。そのため、看護としては家族への介入も重要になります。

ミニ情報 家族は各発達段階に応じた固有の発達課題を持つ。

いますぐチェック！

Q1	家族機能には情緒安定機能がある	○	プライベートな場を作り、安らぎの場・憩いの場としての機能もある
Q2	突然の事故や疾病により生命の危機状態に陥った患者の家族は、危機状態に陥りやすい	○	家族の心理状況を理解して家族看護を行うことが必要である
Q3	家族はストレスの原因とはならない	×	家族との関係がストレスの原因になることもある
Q4	家族は個人の健康に影響を及ぼす	○	個人の健康や健康行動も家族に影響を及ぼす
Q5	看護の対象は患者個人である	×	家族構成員のひとりである患者のみを看護の対象とするのではなく、家族をひとつの単位として看護を行う
Q6	家族の機能不全状態では共依存という関係病理が出現する	○	家庭内暴力や神経性無食欲症などにつながる
Q7	父親の役割の欠如は子どもの社会化を阻害する	○	子どもに対する過剰な期待、家庭内の一体感のなさ、社会性の未発達、社会経験の乏しさ、なども要因となる

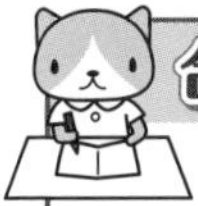

合格ゲットの＋α　関連事項

狭義の機能不全家族で見られる事象

ストレスが日常的に存在している家族状態を機能不全家族といいます。機能不全家族においては虐待（家族構成員の弱者に矛先が向かう）や過保護といった問題が見られることが多く、親側の問題としてはワーカホリックに陥ることもあります。

A. 看護活動の場と機能・役割 - I

CHECK

医療施設は病院、診療所、助産所などに分けられ、それぞれ収容人数や機能が規定されている。

医療提供施設とは

医療施設にはさまざまな種類があります。主な分類と収容人数、機能などを把握することが必要です。

■医療施設の種類

種　類		収容人数	機　能
病院	病　院	20人以上	医師または歯科医師が、公衆または特定多数人のために業を行う施設
病院	地域医療支援病院	200人以上	地域医療確保の支援のために、他病院・診療所からの紹介患者に医療を提供。設備などを他施設の従事者の診療などに利用させる体制が整備されている施設。都道府県知事が承認する
病院	特定機能病院	400人以上	高度の医療の提供、高度の医療技術の開発及び高度の医療に関する研修を実施する能力等を備えた病院。厚生労働大臣が承認する
診療所		19人以下	医師または歯科医師が、公衆または特定多数人のために業を行う施設
助産所		9人以下	妊産褥婦に対し助産師が業を行う

■病院等の人員配置基準（看護師及び准看護師）

- 療養病床：患者４人に対し１人
- 一般病床：患者３人に対し１人（特定機能病院では２人に１人）
- 結核病床：患者４人に対し１人
- 精神病床：患者４人に対し１人（大学病院では３人に１人）
- 外来：患者30人に対し１人

ミニ情報 医療施設の機能や役割などは医療法に規定されている。

いますぐチェック！

Q1 頻出	助産所は妊産婦、褥婦を19人まで収容できる	×	9人以下である
Q2 頻出	病院は10人以上の患者の入院施設をもつ	×	20人以上収容できなければならない
Q3 頻出	診療所は患者19人まで収容できる	○	病床数(ベッド数)が19床以下のものをいう
Q4	特定機能病院は600人以上の患者の入院施設をもつ	×	400人以上である
Q5	特定機能病院は15以上の診療科をもつ	×	10以上の診療科をもつ
Q6	地域医療支援病院は200人以上の患者を収容できる	○	地域医療確保の支援のために医療を提供する
Q7 重要	特定機能病院は都道府県知事の承認が必要である	×	厚生労働大臣の承認が必要である
Q8	地域医療支援病院は厚生労働大臣の承認が必要である	×	都道府県知事の承認が必要である
Q9	療養病床では、看護師及び准看護師は患者10人に対し1人配置される	×	患者4人に対し1人配置される
Q10	特定機能病院は来院患者の紹介率が10%以上である必要がある	×	50%以上の紹介率であることが条件である

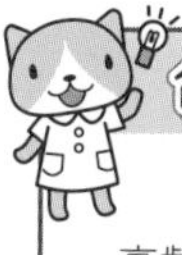

合格ゲットの+α　関連事項

保健医療福祉施設

高齢者の保健医療福祉施設として、介護医療院(治療、リハビリなどの看護ケア)、介護老人保健施設(介護、医療、リハビリなどの看護ケア)、(指定)介護老人福祉施設(生活全般における看護ケア)があります(詳しくは84ページ)。

A. 看護活動の場と機能・役割 - Ⅱ

CHECK

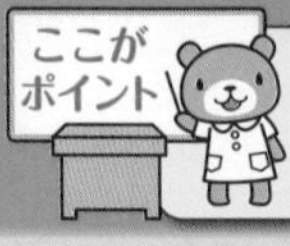

保健所は総合的な公衆衛生を行い、市町村保健センターは住民に身近な保健サービスを行う行政機関である。

保健所と市町村保健センター

保健所と市町村保健センターの設置目的、具体的な業務内容には違いがあり、これらを理解することが重要です。

■保健所と市町村保健センターの違い

	保健所	市町村保健センター
設置主体	都道府県、政令市、特別区(東京23区)	市町村(設置義務はない)
所長要件	原則として医師	医師でなくてもよい
専門職	医師、歯科医師、獣医師、薬剤師、保健師、管理栄養士など	保健師と管理栄養士のみが常勤であることが多い
業務内容	行政機関として、技術的・専門的な所轄業務、地域保健に関する調査研究、情報管理、市町村への技術支援、職員研修など	施設として、地域住民に総合的な保健サービス(健康相談、健康教育、健康診査など)を提供
根拠法	地域保健法第5～17条	地域保健法第18～20条

保健所長になるための要件

保健所長になるには、①公衆衛生の実務経験3年以上 ②国立保健医療科学院の養成訓練修了者 ③厚生労働大臣の認定が必要です。ただし、公衆衛生医の不足などのため、近年では保健所が市町村保健センターや福祉事務所などと統合され「保健福祉事務所」「福祉保健所」「保健福祉センター」「健康福祉センター」といった名称となっているところもあります。

ミニ情報 保健所と市町村保健センターは地域保健法が根拠法である。

いますぐチェック！

Q1	保健所の業務に関しては、老人福祉法に定められている	×	地域保健法である
Q2 頻出	保健所は都道府県などが設置主体である	○	市町村保健センターは市町村が設置することができる
Q3 頻出	市町村保健センターの所長は医師でなければならない	×	医師でなくても可能である
Q4	食中毒の原因調査は市町村保健センターが行う	×	保健所の業務である
Q5	病院や薬局の開設許可は市町村保健センターが行う	×	保健所の業務である
Q6	野犬の捕獲や駆除は保健所が行う	○	行政機関としての業務である
Q7 頻出	市町村保健センターは、健康相談や健康診査などを行う	○	地域住民に密着したサービスである
Q8	看護師免許の記載事項変更は保健所に申請する	○	本籍や氏名の変更を申請する必要がある
Q9 重要	結核予防対策は保健所の業務である	○	専門的・技術的・広域的な業務、調査研究は保健所の業務である
Q10	看護師免許は市町村保健センターに申請する	×	都道府県知事を経由して、厚生労働大臣に申請するが、受付や交付は保健所を介して行われる

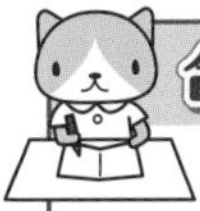

合格ゲットの+α　関連事項

保健所の業務

保健所の業務には、住宅・水道・下水道・廃棄物の処理・清掃その他の環境の衛生、地域保健に係る統計、歯科保健、母性・乳幼児・老人の保健などもあります。

A. 看護活動の場と機能・役割 - Ⅲ

CHECK ☑ ☑

訪問看護ステーションは看護職による事業所で、医療保険と介護保険の訪問看護を行い、継続看護によって在宅看護を推進する。

訪問看護ステーション

■訪問看護ステーションの歴史

1991（平成３）年	老人保健法（一部改正） ⇒老人訪問看護制度が創設
1992（平成４）年	老人訪問看護ステーションが開設 （対象は高齢者のみ）
1994（平成６）年	健康保険法（改正） ⇒訪問看護ステーションが開設 （高齢者だけでなく、在宅で医療・療養を受けるすべての人を対象とする）
1999（平成11）年	介護保険法（改正） ⇒訪問看護ステーションに介護保険を導入 （医療保険と介護保険を扱う事業所となった）

■訪問看護ステーションとは

訪問看護ステーションは、看護職による独立した訪問看護事業所です。

開設条件	常勤換算2.5人以上の看護職員を配置
管理責任者	常勤の保健師または看護師（医師は×）
事業の実施	主治医の訪問看護指示書が必要
構成員	保健師、助産師、看護師、准看護師、理学療法士、作業療法士、言語聴覚士

介護保険の適用とサービス内容

原則として、要支援・要介護者には介護保険優先となり、医療保険の訪問看護は使えません。要介護認定で非該当とされた場合、介護保険が適用にならない場合、訪問看護が必要であると主治医が判断した場合に、医療保険の適用となります。

ミニ情報 介護保険の訪問看護の自己負担は原則１割（所得により2割または3割）。

いますぐチェック！

Q1 重要	訪問看護サービス開始には主治医の診療情報提供書が必要である	×	主治医の訪問看護指示書が必要である
Q2 頻出	訪問看護ステーションからの訪問には主治医の指示書が必要である	○	主治医からの訪問看護指示書が必要である。診療報酬として加算される
Q3 頻出	訪問看護ステーションの管理責任者は医師である	×	訪問看護ステーションの管理責任者は保健師もしくは看護師でなければならない
Q4	訪問看護ステーションの構成員に管理栄養士は含まれる	×	理学療法士、作業療法士、言語聴覚士などが含まれる
Q5	訪問看護ステーションが主治医に提出するのは「訪問看護報告書」のみである	×	主治医には「訪問看護計画書」と「訪問看護報告書」を提出する
Q6 重要	訪問看護ステーションの看護師が家事援助を行う	×	家事援助（洗濯・料理など）は行わない
Q7	訪問看護ステーションの対象者は、満20歳以上の成人である	×	対象者の年齢に制限はなく、主治医が必要と判断した場合に訪問看護を行う
Q8	訪問看護においては介護保険制度よりも医療保険制度が優先される	×	ただし、特別訪問看護指示書が交付された場合などは医療保険制度が優先される

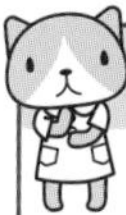

合格ゲットの+α　アドバイス

介護保険サービス

在宅療養者が増加している昨今、介護保険で利用できる社会資源サービスなどについて問われる問題が増加しています。制度と利用できるサービスはあわせてしっかり押さえておきましょう。

A. 看護活動の場と機能・役割 -Ⅳ

CHECK

介護保険3施設は、介護保険による施設サービスを提供するが、対象者が必要とする介護と医療の度合いで、その役割が異なる。

介護保険施設

介護保険施設とは、介護保険の被保険者が介護保険でサービスの提供を受けることができる施設のことです。(指定)介護老人福祉施設(特別養護老人ホーム)、介護老人保健施設(老人保健施設)、介護医療院の3施設です。

(指定)介護療養型医療施設は廃止され、介護医療院に移行されました。

■介護保険施設の種類

	(指定)介護老人福祉施設(特別養護老人ホーム)	介護老人保健施設(老人保健施設)	介護医療院
施設の根拠法	介護保険法・老人福祉法	介護保険法	介護保険法(医療法)
保険給付	介護保険		
主な役割	生活援助(介護が主)	在宅復帰支援を行う中間施設	医学的管理に基づく長期療養
対象者	身体・精神上の著しい障害があり、居宅で介護が受けられない要介護者	病状安定期にあり、入院治療の必要はないが、リハビリや看護・介護を必要とする要介護者	急性期の治療が終わっているが、カテーテルの装着等、常時医学的管理が必要な要介護者
入所期間の目安	期限なし	3か月	6か月(180日)

ミニ情報 介護老人保健施設では訪問看護サービスは受けられない。

いますぐチェック！

☐ Q1	養護老人ホームは介護保険施設である	×	特別養護老人ホームと区別する。養護老人ホームは市町村が入所措置を行う
☐ Q2	介護保険施設は、介護保険法に基づく介護給付として、施設サービスを提供する	○	介護給付には、居宅サービス、施設サービス、地域密着型サービスがある
☐ Q3	都道府県が施設介護サービス費を支給する	×	市町村が支給する
☐ Q4	地域密着型介護老人福祉施設の定員は30名である	×	29名である
☐ Q5	（指定）介護老人福祉施設は、常時介護が必要で、居宅で介護が受けられない人を対象とする	○	福祉型の施設であり、常時、医療を必要とする場合は入所できない
☐ Q6	介護老人保健施設は医療法に基づく施設である	×	介護保険法に基づく施設である
☐ Q7 頻出	介護老人保健施設には、常勤医師の配置が義務づけられている	○	入所者100名ごとに常勤医師1名を配置する
☐ Q8 重要	介護老人保健施設には入所期間の制限がなく、本人とその家族の希望に合わせて自由に利用できる	×	介護老人保健施設は在宅復帰支援を目的としており、入所期間は3か月である
☐ Q9	介護医療院は、住まいと生活を医療が支える新たなモデルとして創設された	○	医療提供施設の側面も持ちながら、生活施設としての役割がある

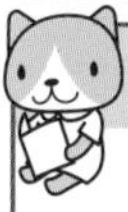

合格ゲットの+α　関連事項

デイサービス・デイケア

デイサービスは、介護保険に基づくサービス（食事・入浴・機能訓練など）を日帰りで利用できる通所介護です。デイケアは、医師の指示に基づく機能訓練が受けられます。

9. 主な看護活動の場と看護の機能

A. 看護活動の場と機能・役割 -V

CHECK

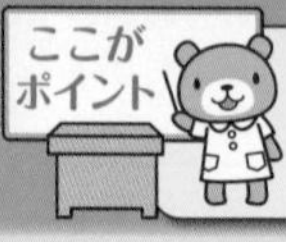

介護保険制度改革で、要支援・要介護状態にならないように介護予防が重視され、地域包括支援センターがその拠点となった。

地域包括支援センター

2005(平成17)年に介護保険制度改革が行われ、介護予防が重視されるようになりました。それに伴い、介護予防のための拠点として、地域包括支援センターが設立されました。

地域包括支援センターは市町村が設置します。2017(平成29)年の介護保険法改正では、市町村が地域包括支援センターの事業について評価を行い、必要な措置を講じることが義務づけられました。

地域包括支援センターの業務内容

■包括的支援事業

①介護予防ケアマネジメント

②高齢者や家族に対する総合的な相談・支援

③虐待の防止・早期発見などの権利擁護事業

④地域でのケアマネジャーのネットワークの構築など、包括的・継続的ケアマネジメント支援

■介護予防支援業務

業務内容	要支援者のケアマネジメントを実施(要支援の人を対象とした介護予防ケアプランを保健師等が作成する)
設置主体	市町村、もしくは市町村から委託を受けた法人(在宅介護支援センターの設置者、社会福祉法人、医療法人、NPO法人など)
職員体制	保健師、社会福祉士、主任ケアマネジャーなど

ミニ情報 地域包括支援センター運営協議会は同センターの運営などを審議する。

いますぐチェック！

Q1 重要	地域包括支援センターは、都道府県が設置する	× 市町村、または市町村から委託を受けた法人が設置する
Q2 頻出	主任ケアマネジャーは、地域包括支援センターの職員として配置されている	○ 主任ケアマネジャーは主として包括的・継続的ケアマネジメントを行う
Q3 頻出	地域包括支援センターの業務には、高齢者虐待の相談がある	○ 虐待の防止・早期発見などの権利擁護を行う
Q4	地域包括支援センターの業務には、高齢者に対する悪質な訪問販売に関する相談がある	○ 権利擁護の一環として行われる
Q5	地域包括支援センターは介護予防も業務に含まれる	○ 包括的支援事業として、介護予防ケアマネジメントがある
Q6	被保険者は、ケアプラン作成費用の3割を自己負担する	× ケアプラン作成費用は、介護保険により全額支給される
Q7	地域包括支援センターは、支援困難ケースへの対応について、ケアマネジャーへの支援を行う	○ 包括的・継続的ケアマネジメント支援の機能に含まれる
Q8	地域包括支援センターは介護保険の知識の提供も行う	○ 高齢者のさまざまな相談や支援を行う

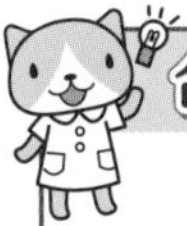

合格ゲットの+α　関連事項

介護予防・日常生活支援総合事業

市町村が中心となって行う地域の生活支援事業です。NPOや民間企業、住民ボランティアなどの多様な主体が参画し、その地域の実情を踏まえたさまざまなサービスを提供することによって、地域の支え合い体制づくりを推進します。

9. 主な看護活動の場と看護の機能

A. 看護活動の場と機能・役割 -Ⅵ

CHECK

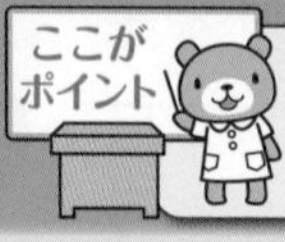

看護ケアはチームの連携・協働が必要となる。各専門職の得意分野を生かすことが患者へのよりよいサービスの提供につながる。

チーム医療

医療、看護の質を高め、患者がよりよい医療を受けることができるように、さまざまな医療職種が情報を共有し、それぞれの専門性を活かして協力することをチーム医療といいます。

チーム医療をスムーズに行うためには、日頃からカンファレンスやケーススタディに参加するなど、常に患者情報を的確に共有する姿勢をもつことも非常に大切です。チーム医療はすべての患者にとってなくてはならないものですが、中でも施設から在宅へと診療の場を移す患者の場合、必要不可欠です。

■チーム医療に関連する職種

職　種	主な業務内容
医師	診療、処方せんの交付など
薬剤師	調剤、医薬品の供給など
診療放射線技師	放射線照射、画像診断装置による検査
臨床検査技師	検体検査、生理学的検査
理学療法士	理学療法を用い、基本的動作能力(座る、立つ、歩行など)の回復を図る
作業療法士	作業療法を用い、応用的動作(食事、更衣、家事など)や社会的適応能力の回復を図る
言語聴覚士	言語訓練・嚥下機能訓練その他の訓練、これに必要な検査及び助言、指導その他の援助
臨床工学技士	生命維持管理装置の操作、保守点検
社会福祉士	福祉に関する相談・助言・指導など
介護福祉士	日常生活に支障がある者への入浴・排泄・食事などの援助
管理栄養士	健康保持・促進のための栄養指導など

ミニ情報 施設から在宅への継続看護においてもチーム医療は重要である。

いますぐチェック！

Q1	理学療法士は応用的動作の回復のための療法を行う	×	運動療法やマッサージなどを行い、基本的動作の回復を図る
Q2	社会福祉士は介護サービス計画を立案する	×	福祉に関する相談・助言・指導などを行う
Q3	作業療法士は基本的動作の回復のための療法を行う	×	手芸工作などを用い、応用的動作の回復を図る
Q4	診療放射線技師は放射線照射を行うことができる	○	医師、歯科医師、診療放射線技師のみが行える
Q5 頻出	管理栄養士は都道府県知事の免許が必要である	×	栄養士は知事免許であるが、管理栄養士は厚生労働大臣免許が必要である
Q6 頻出	薬剤師は医薬品の処方を行う	×	処方は医師、歯科医師、または獣医師のみが行える
Q7	異なる職種が集まり、患者についてカンファレンスを行うことがある	○	日頃から情報交換を行うことで、チーム医療がスムーズに行える
Q8	チーム医療の中心は看護者である	×	チーム医療の中心は対象者（患者）とその家族である
Q9	チーム医療におけるリーダーは１人に固定する	×	課題に応じてリーダーの交代がある

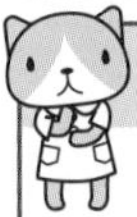

合格ゲットの＋α　アドバイス

チーム医療

　チーム医療にかかわっているさまざまな職種に関して、それぞれの業務内容はもちろん、免許付与者、規定する法律、活躍する場所などについても出題されることがあります。必修問題だけではなく、一般問題の出題基準にも入っていますので確認しておきましょう。

9. 主な看護活動の場と看護の機能

A. 看護活動の場と機能・役割 -Ⅶ

CHECK

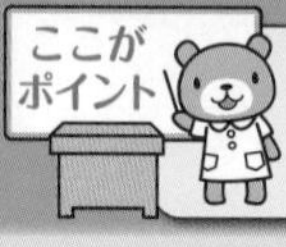

看護師は、患者が療養生活を安心して送り、退院後も不都合なく生活できるよう、介入や調整を行う。

退院支援・退院調整

- 退院支援：退院後にどのような場所でどのように暮らすのかを患者と家族が決定するための包括的な支援です。
- 退院調整：退院後の生活の場における日々の暮らしに対する必要な支援やサービスを具体的に調整することです。看護師は、入院中から、健康の自己管理法の指導などを行います。

■退院支援と退院調整が必要な場合の例

疾病に関すること	・特定疾患治療研究の対象疾患がある ・継続的な医療行為等を受けている ・終末期である
障害に関すること	・障害者手帳等を所有している ・認知症の診断を受けている
日常生活に関すること	・ADLやIADLの低下があり、自立した日常生活が営めない ・摂食障害、嚥下障害がある
社会資源に関すること	・生活保護受給者等である ・介護保険の利用対象者である(要介護者等) ・自宅以外の転帰先である
家族の介護力に関すること	・介護者の健康、住まいの環境、経済力等に問題がある ・認知症に対する理解や社会資源を活用する力が不足している ・家族内の人間関係に問題がある

地域包括ケアシステム

重度の要介護状態となっても、「住み慣れた地域で自分らしい暮らしを人生の最後まで続けることができるよう、住まい・医療・介護・予防・生活支援が一体的に提供される地域包括ケアシステム」の構築が進められています。

ミニ情報 退院支援・退院調整は各分野の専門職と連携して進める。

いますぐチェック！

Q1 頻出	患者指導は退院が決まってから行う	×	入院中から順次進めていき、退院に結びつける
Q2	退院調整は、患者が安心できるよう、患者のケアを担当していた看護師が一手に担うことが望ましい	×	各分野の専門職と連携し合いながら進めていくべきである
Q3	入退院支援を行うことにより円滑な退院調整につながる	○	入院期間の短縮化につながり、早期に住み慣れた地域で療養や生活を継続できる
Q4	看護師は介護保険におけるケアプランを立案する	×	ケアプランの立案はケアマネジャーの役割である
Q5	必要時には、看護師以外の専門職と協働して患者の療養環境を整える	○	必要時には、他の専門職と連携して患者のケアにあたる
Q6 重要	介護福祉士は、社会資源の導入や医療サービスなどの利用方法・手続きについての相談援助業務を行う	×	相談援助業務は社会福祉士の役割である
Q7	地域包括ケアシステムは全国一律のサービスを目指している	×	地域の特性を生かしたサービス提供体制の構築が進められている

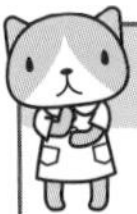

合格ゲットの+α

関連事項

退院時・転院時サマリー

入院中の患者の経過をまとめ、ADLの状況やセルフケアレベル、服薬内容などについての情報を記録します。転院先や利用するサービスの事業所にこの情報を伝えることで、退院・転院後の継続看護に役立てることができます。

知ってトクする医療関連 key ワード

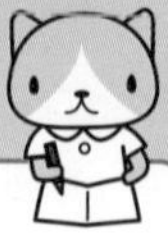

調査・対策編

国民生活基礎調査

３年ごとに大規模な調査が実施され、最新の第 13 回大規模調査は 2022（令和４）年に実施されました。「児童のいる世帯の割合は減少傾向、高齢者（65 歳以上）のいる世帯は増加傾向」、「男女ともに＜腰痛＞を訴えている人の割合が最も高い」〔2022（令和４）年第 13 回大規模調査〕など、私たちの日常に関する具体的なテーマが集計されます。自分の生活を全国民の生活傾向と比べてみると面白いかもしれません。

健康増進法の一部を改正する法律

2018（平成 30）年７月、健康増進法の一部を改正する法律が成立し、受動喫煙防止に関する内容がさらに盛り込まれました。段階を経て、2020（令和２）年４月１日に全面施行されました。

基本的な考え方としては、①喫煙を望まない人が受動喫煙にさらされないようにする、② 20 歳未満の子どもや患者は受動喫煙による健康への影響が大きいことを踏まえ、学校・病院などの施設や屋外について受動喫煙対策を徹底する、③施設の類型･場所ごとに対策を取り、禁煙措置や喫煙場所の特定を行うとともに、提示を義務付けるなどの措置を取るとしています。

心肺蘇生法

2020（令和２）年に CPR および ECC のガイドラインが発表されました。このガイドラインは原則５年ごとに更新されており、消防署などが行う心肺蘇生はこのガイドラインに基づいて行われます。

- 胸骨圧迫は少なくとも5cm
- 100～120回／分のスピードで
- 胸骨圧迫の中断を最小限にする
- 過換気を避ける

Ⅲ章

看護に必要な人体の構造と機能および健康障害と回復について基本的な知識を問う

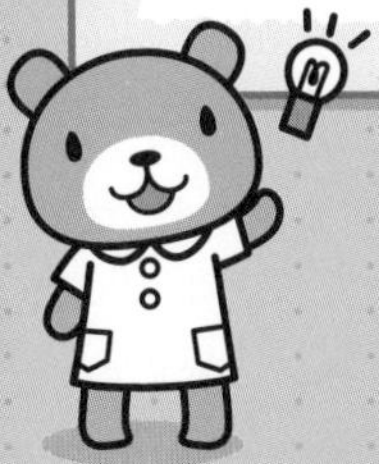

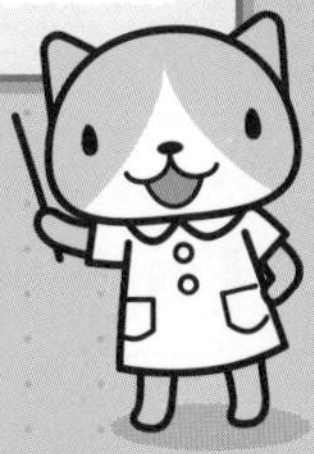

10. 人体の構造と機能
11. 徴候と疾患
12. 薬物の作用とその管理

A. 人体の基本的な構造と正常な機能 - I

CHECK ✓ ✓

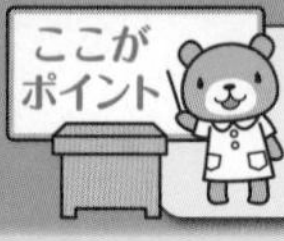

恒常性とは、生体内の環境を一定に保とうとするはたらきのことをいう。環境が多少変わっても一定の状態に戻り、それが生きている証しとなる。

恒常性<ホメオスタシス>

生命には、体内環境を一定に保とうとするはたらきがあります。これを恒常性(ホメオスタシス)といいます。

恒常性には、自律神経とホルモンが関与しています。生体内に多少の変動があっても、フィードバック機構によって修正されることにより、常に安定した状態が保たれています。

体内環境における生理状態の基準値は、次のとおりです。

- **酸と塩基のバランス**：pH 7.35～7.45（弱アルカリ性）
- **血中グルコース濃度**：100mg/dℓ
- **血圧**：120/80mmHg
- **体温**：36.5℃

重炭酸緩衝系

生体では、次のような重炭酸緩衝系が作用します。

腎　　血液　　肺

$$H^+ + HCO_3^- \rightleftarrows H_2CO_3 \rightleftarrows CO_2 + H_2O$$

HCO_3^-：重炭酸イオン　H_2CO_3：炭酸

- 代謝性アシドーシス

腎臓の機能が低下し、酸が増えた状態を代謝性アシドーシスといいます。腎不全の他に、下痢、糖尿病、飢餓、乳酸アシドーシスなども原因として挙げられます。

- 呼吸性アシドーシス

肺気腫などで体内に二酸化炭素が溜まった状態を呼吸性アシドーシスといいます。肺気腫の他に、気管支喘息、肺炎、呼吸筋の麻痺なども原因として挙げられます。

なお、アシドーシスとは血中pHが7.35未満となった病態のことです。

ミニ情報 血中pHが7.45より高くなった病態をアルカローシスという。

いますぐチェック！

Q1	血糖値はネガティブ・フィードバック機構で調節されている	○	ネガティブ・フィードバックで恒常性が保たれる
Q2 頻出	分娩の子宮収縮はネガティブ・フィードバック機構で調節されている	×	オキシトシン分泌で、子宮平滑筋が収縮、胎児が産道に下降。オキシトシンがさらに分泌される
Q3	視床下部は恒常性を保つ役割がある	○	体温調節中枢、摂食中枢、飲水中枢などがあり、恒常性を保つ役割をしている
Q4	代謝性アシドーシスでは、pH7.35未満となる	○	pH7.35未満をアシドーシスという
Q5	体内環境の酸と塩基のバランスは弱酸性に保たれている	×	弱アルカリ性である
Q6 重要	血中pHの調節は神経系によって行われる	×	血液緩衝系、呼吸系、腎臓系で行われ、代償という
Q7	頻回の嘔吐では、代謝性アルカローシスとなる	○	反復性嘔吐などで、水素イオンが減少、重炭酸イオンが増加し、pHが上昇する
Q8	細胞内液は成人の体重に占める体液の割合で最も高い	○	細胞内液は体重の40%を占める

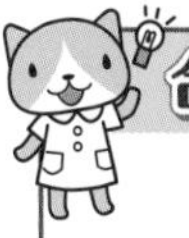

合格ゲットの+α　関連事項

ネガティブ・フィードバック機構

過剰に分泌されたホルモンに対して、その分泌を刺激しているホルモンの分泌が抑制される状態です。たとえば、甲状腺ホルモン（T_3、T_4）が一定の濃度に達すると、これらの分泌を刺激するホルモン（TSH、TRH）が抑制されます。

10. 人体の構造と機能

A. 人体の基本的な構造と正常な機能 - Ⅱ

神経系には中枢神経と末梢神経がある。末梢神経は脳神経と脊髄神経からなる。末梢神経内には体性神経、自律神経が含まれる。

神経系

神経系は中枢神経と末梢神経に分類されます。

■**中枢神経**…脳と脊髄《せきずい》

- 脳…大脳：感覚性言語中枢、運動性言語中枢など
  - 間脳
    - 視床
    - 視床下部：体温調節中枢、摂食中枢などと内分泌系の調節。自律神経の統合中枢
  - 脳幹
    - 中脳：対光反射、姿勢反射
    - 橋《きょう》
    - 延髄：呼吸中枢、心臓・血管運動中枢
  - 小脳：身体の平衡保持(自転車など)

■**末梢神経**…脳と脊髄から出る神経

- 解剖学的分類：脳神経(12対)と脊髄神経(31対)

■**脳神経**

Ⅰ嗅神経、Ⅱ視神経、Ⅲ動眼神経（瞳孔縮小)、Ⅳ滑車神経(眼球を動かす上斜《じょうしゃ》筋)、Ⅴ三叉《さんさ》神経(顔面の知覚、咀嚼《そしゃく》)、Ⅵ外転神経(眼球を動かす外直筋)、Ⅶ顔面神経(表情筋、味覚〈舌前2/3〉)、Ⅷ内耳神経(聴覚、平衡感覚)、Ⅸ舌咽《ぜついん》神経(味覚〈舌後1/3〉)、Ⅹ迷走神経(内臓の運動)、Ⅺ副神経、Ⅻ舌下《ぜっか》神経

- 機能的分類：体性神経(感覚神経・運動神経)と自律神経

■**自律神経**

	神経伝達物質	状態の変化
交感神経	ノルアドレナリン(節後) アセチルコリン(節前)	心拍↑、血管収縮、瞳孔散大、蠕動《ぜんどう》抑制、尿↓
副交感神経	アセチルコリン	心拍↓、血管拡張、瞳孔縮小、蠕動促進、尿↑

ミニ情報 複視は、眼球を動かす筋肉や、支配する脳神経の異常などによる。

✔いますぐチェック!

☑ Q1	シナプス間隙《かんげき》に神経伝達物質が放出される	○	ニューロンがシナプス間隙に放出した神経伝達物質を、次のニューロンの受容体が受け取り、伝達される
☑ Q2 頻出	言語中枢は大脳にある	○	大脳の側頭葉に感覚性言語中枢、前頭葉に運動性言語中枢がある
☑ Q3 重要	視床下部は体温調節を司る	○	体温調節のほかに、血圧、水分代謝、食欲、睡眠を調節する
☑ Q4	錐体路は運動野・中脳・小脳と大脳基底核の連絡に関与する	×	連絡に関与しているのは錐体外路系である
☑ Q5	迷走神経は、嚥下に関わる脳神経である	○	内臓感覚、嚥下運動・発声、内臓機能などに関与する
☑ Q6	顔面神経は顔面の知覚を司る	×	顔面神経は表情筋の運動と舌前2/3の味覚を司る
☑ Q7	運動野からの錐体路の線維の大部分は延髄で交叉する	○	ほとんどが交叉して反対側の脊髄に入る
☑ Q8	副交感神経の神経伝達物質はノルアドレナリンである	×	副交感神経の神経伝達物質はアセチルコリンである

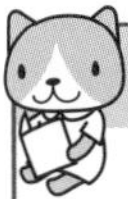

合格ゲットの+α　関連事項

錐体路と錐体外路系

　現在、錐体外路という経路そのものは存在しないとされ、「錐体外路系」として錐体路（四肢に随意運動を起こさせる刺激を伝達）のはたらきを制御する経路の総称とされています。

10. 人体の構造と機能

A. 人体の基本的な構造と正常な機能 - Ⅲ

CHECK

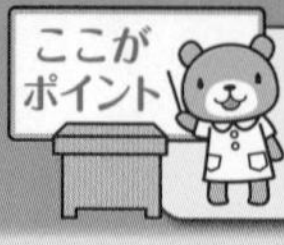

骨は、体を支え、内臓を保護するほか、造血やカルシウム代謝などを担っている。骨は骨格筋の収縮で運動するが、その方向性は関節が制限する。

骨・筋系

■全身の骨格

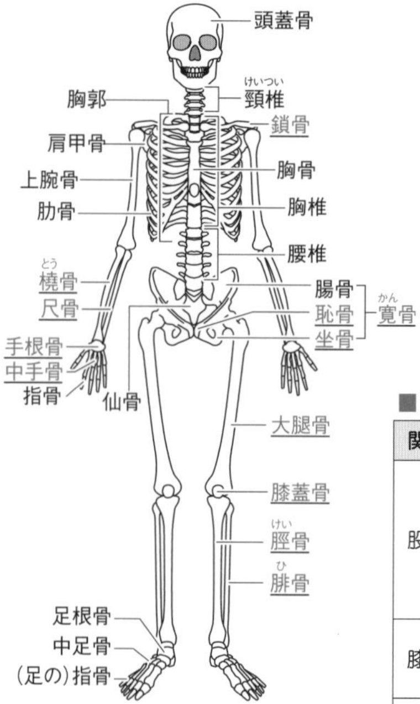

■脊椎の構造

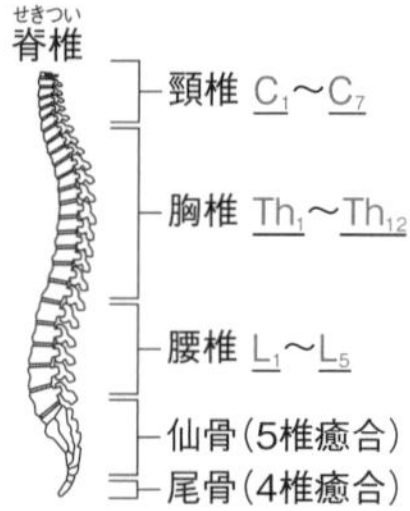

■運動と関節・筋肉

関　節	運　動	筋　肉
股関節	屈　曲	腸腰筋
	伸　展	大殿筋
	内　転	内転筋
	外　転	中殿筋
膝関節	屈　曲	大腿二頭筋
	伸　展	大腿四頭筋
足関節	背　屈	前脛骨筋
	底　屈	下腿三頭筋
肩関節	外　転	三角筋
	内　転	大胸筋
肘関節	屈　曲	上腕二頭筋
	伸　展	上腕三頭筋

■筋組織

筋組織		はたらき
平滑筋		不随意筋(内臓)
横紋筋	骨格筋	随意筋
	心　筋	横紋、不随意筋

ミニ情報 骨はミネラル約50%、コラーゲン約25%、水分約25%である。

✔いますぐチェック！

Q1	骨芽細胞が骨を吸収する	×	骨芽細胞は骨を形成する。骨を吸収(破壊)するのは破骨細胞
Q2 頻出	腰椎には5個の椎骨がある	○	頸椎は7個の椎骨、胸椎は12個の椎骨、腰椎は5個の椎骨からなる
Q3	橈骨は前腕の小指側にある	×	橈骨は前腕の母指側にある
Q4	腓骨は膝関節を形成する	×	膝関節を形成しているのは大腿骨と脛骨である
Q5	右肋骨の本数は12本である	○	肋骨は左右12本ずつ、計24本ある
Q6	関節の中で可動性が最も高いのは球関節である	○	可動性が最も高いのは球関節で、肩関節・股関節が該当する
Q7	筋肉の収縮にはカルシウムが必要である	○	筋肉の収縮は、筋肉細胞に存在するカルシウムイオンの濃度変化によりコントロールされている
Q8	骨格筋は横紋筋で不随意筋である	×	骨格筋は横紋筋で随意筋である
Q9 重要	黄色骨髄で造血を行う	×	造血を行うのは赤色骨髄である

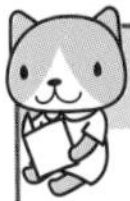

合格ゲットの+α　関連事項

骨の成長

成長ホルモンが長幹骨の骨端軟骨にはたらきかけることで骨が長くなります。成長期を過ぎて成長ホルモンの分泌が低下すると、骨端軟骨が骨化してその成長が止まり、骨端線となります。なお、骨を太く成長させるのは骨膜です。

A. 人体の基本的な構造と正常な機能 -Ⅳ

CHECK

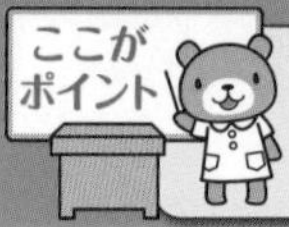

感覚器は眼・耳・鼻・皮膚などで構成され、情報の感知と処理を行っている。耳は、「聴く」機能だけでなく、頭の回転や傾きも感知している。

視覚器

眼球の外層は、外側より、角膜・強膜、ぶどう膜、網膜から構成されています。

- **角膜・強膜**：眼球前面の膨らんだ部分
- **ぶどう膜**：虹彩・毛様体・脈絡膜から構成されている。脈絡膜の前方にある**毛様体**という筋肉は、収縮と弛緩によって**水晶体**の厚みを変化させ、遠近の調節を行っている
- **網膜**：主に光を感知する**杆体《かんたい》**細胞と、主に色を感知する**錐体《すいたい》**細胞の２種類の視細胞が存在する

耳・聴覚・平衡感覚

耳は、外耳・中耳・内耳の３つの部分からなります。

- **外耳**：**収音**し、音を中耳に届ける
- **中耳**：鼓膜の振動を３つの**耳小骨**が内耳に伝える。**咽頭**につながり、気圧差を解消している
- **内耳**：**蝸《か》牛《ぎゅう》**・**前庭**・**半規管**からなる。音の振動を感知したり、平衡感覚を司ったりしている

嗅覚器

嗅上皮にある**嗅細胞**がにおいを感知し、脳に情報を伝えます。

体性感覚器

体性感覚とは、運動器と全身の皮膚によって感じ取られる感覚をいいます。中でも、**痛**覚は順応しにくい（刺激に慣れにくく、敏感に感知しやすい）感覚です。

ミニ情報 感覚器は神経や脳の働きとセットで覚えよう。

いますぐチェック！

Q1	角膜には感覚神経が分布している	○	感覚神経（三叉《さんさ》神経）が分布し、異物に対し痛みを感じる
Q2	杆体細胞は主に色を感知する	×	主に光を感知する。色を感知するのは錐体細胞
Q3	上斜筋が収縮すると眼球は鼻腔側を向く	○	上斜筋は滑車によって向きを変え、眼球の上面に斜めに停止する筋肉である
Q4	暗順応は30分ほどかかる	○	暗順応は30分ほどかかるが、明順応は１分ほどで完了する
Q5	光の量により瞳孔の大きさが反射的に調節されることを、輻輳《ふくそう》反射という	×	対光反射という。輻輳反射は、両眼の視軸が内転し縮瞳することをいう
Q6 頻出	半規管は頭の回転を感知する	○	頭の回転を感知し、内耳神経を通じて情報を中枢に伝える
Q7	前庭は音の振動を感知する	×	音の振動を感知するのは蝸牛。前庭は頭の傾きを感知する
Q8	中耳は咽頭につながる	○	耳管により咽頭とつながり、気圧差の調節を行う
Q9 重要	味覚の受容器は味蕾《みらい》である	○	舌に2,000～3,000個存在する

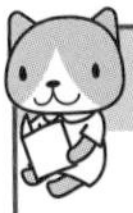

合格ゲットの＋α　頻出テーマ

視覚器のポイント

部位の名称と役割はしっかり覚えましょう。眼球を動かす筋肉を支配する神経と動く方向、瞳孔の大きさと水晶体の厚みの調節方法、反射の種類はよく出題されます。

A. 人体の基本的な構造と正常な機能 - V

CHECK

体循環は、酸素や栄養を末梢に運び、老廃物を回収する。肺循環は、肺で老廃物のうち CO_2 を排出し、代わりに O_2 を得て体循環にまわす。

循環器系

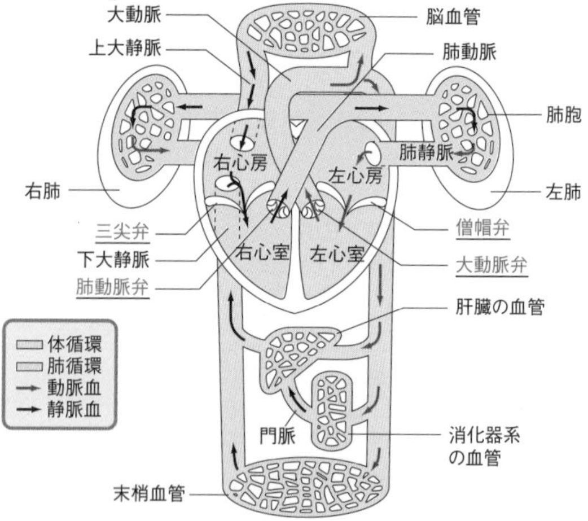

- 動脈血：酸素が多い血液。静脈血：酸素が少ない血液。
- 動脈：心臓から出る血管。中膜の平滑筋、弾性線維が発達している。
- 静脈：心臓に戻る血管。弁が発達し、血液の逆流を防ぐ。
- 肺循環：肺動脈には静脈血、肺静脈には動脈血が流れる。
- 刺激伝導系：洞結節→房室結節→ヒス束→右脚・左脚→プルキンエ線維の順で活動電位が伝わる。洞結節がペースメーカーのはたらきをしている。

■心不全

- 右心不全：静脈血が全身静脈にうっ帯。浮腫《ふしゅ》・胸水・腹水
- 左心不全：動脈血が肺でうっ血。肺水腫・呼吸困難・泡沫痰

ミニ情報 洞結節のペースを調節するのは交感神経と迷走（副交感）神経。

いますぐチェック！

Q1	右心房には動脈血が流れる	× 酸素が少ない静脈血が流れる
Q2 頻出	肺静脈には静脈血が流れる	× 酸素が多い動脈血が流れる
Q3	全身からの静脈血が戻る心臓の部位は、左心房である	× 右心房である
Q4	心筋は横紋筋である	○ 心筋は、骨格筋と同じく横紋筋であるが、規則的に収縮する不随意筋である
Q5	心臓の活動は迷走神経によって促進する	× 交感神経によって促進される
Q6 重要	大動脈は、右心室から全身に血液を送り出している	× 左心室から血液を送り出している
Q7	動脈は、内膜・中膜・外膜の3層によって構成される	○ 静脈も血管はこの3層で構成される
Q8	椎骨《ついこつ》動脈は脳の栄養動脈である	○ 内頸《ないけい》動脈とともに脳の栄養動脈。心臓の栄養動脈は冠状動脈
Q9	1本の臍《さい》動脈が胎児に栄養や酸素を運んでいる	× 1本の臍静脈が胎児に栄養や酸素を運び、2本の臍動脈が胎児の老廃物を胎盤へと運ぶ
Q10	胎児循環では、右心房からの血流は卵円孔《らんえんこう》を通って左心房に達する	○ 卵円孔を通って右心房から左心房に流れる

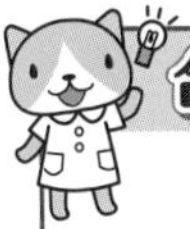

合格ゲットの＋α　重要語句

リンパ管

　リンパ管は組織液の一部を回収し、静脈系に戻しています。また、腸管から吸収された脂肪を乳びとして運搬しています。リンパ管にはリンパ節が発達しており、リンパ球が組織液に紛れ込んだ異物を攻撃しています。

A. 人体の基本的な構造と正常な機能 -Ⅵ

CHECK ✔ ✔

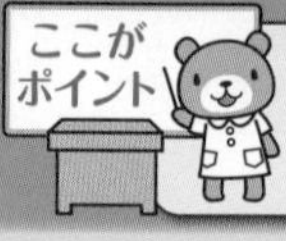

血液によって、全身に酸素と栄養が運ばれ、異物が排除される。体内の水や電解質も、血液に由来していることを理解しよう。

血液

■**血液**＝血球成分＋血漿《けっしょう》

血清＝血漿－フィブリノゲン

■**血球成分**

- 赤血球…ヘモグロビン、無核細胞
  男性500万/μℓ、女性450万/μℓ
  酸素運搬。寿命120日、脾臓《ひぞう》で破壊される
- 白血球…6,000/μℓ。白血球はグループ名。有核細胞
  好中球は食作用、好酸球はアレルギーで増加
  好塩基球はⅠ型アレルギーに関与
  Tリンパ球：抗原を直接攻撃する（細胞性免疫）
  Bリンパ球：抗体を産生し、抗原抗体反応（液性免疫）
  単球：マクロファージに分化、食作用
  →ヘルパーT細胞に抗原提示
- 血小板《けっしょうばん》…30万/μℓ。巨核球から。無核細胞。一次止血

■**血漿**

90％が水。アルブミン（肝臓から）やγグロブリン（抗体、B細胞から）、Na^+ 140mEq/ℓ、K^+ 4mEq/ℓなど

体液

■**水・電解質**

水	体重の60％（成人） 年齢とともに水分量は減少する（加齢により筋肉が落ちるため）
体液（水）	細胞外液は体重の20％、細胞内液は体重の40％を占める（成人の場合）
電解質	細胞外液ではNa^+が多く、細胞内液ではK^+が多い

ミニ情報 何らかの理由で体内の水分量が不足した状態を脱水という。

✔いますぐチェック！

Q1 重要	二酸化炭素を運搬するのは赤血球である	× 赤血球は酸素を運搬。二酸化炭素は重炭酸イオンの形で血漿に溶けて運搬
Q2	白血球のはたらきとして、生体防御がある	○ 好中球と単球は貪食能、Tリンパ球などは免疫機構の司令塔
Q3 頻出	フィブリノゲンは血液凝固に関連する	○ 血漿からフィブリノゲンを除いたものが血清である
Q4	膠質《こうしつ》浸透圧は血漿タンパク質による浸透圧である	○ 血漿タンパク質(アルブミンとグロブリン)による
Q5	動脈血酸素分圧は、酸化しているヘモグロビンの割合を表す	× 酸化しているヘモグロビンの割合を表すのは酸素飽和度。基準値は95%以上
Q6	動脈血酸素分圧の低下は、呼吸器系の異常を示す	○ 動脈血酸素分圧の低下は、呼吸不全の状態を示す
Q7	K^{+}は、細胞外液よりも細胞内液の方が濃度が高い	○ Na^{+}は細胞外液に最も多い陽イオン、Cl^{-}は細胞外液に最も多い陰イオン
Q8	多汗により細胞外から細胞内に体液が移動する	× 細胞内から細胞外に体液が移動する

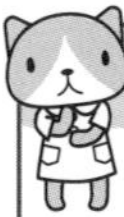

合格ゲットの+α　アドバイス

検査の基準値

検査試薬の種類・方法等により基準値が多少違うため、テキストにより数値が異なる場合がありますが、使用しているテキストを基準に覚えておけば大丈夫です。状況設定問題のアセスメントの際は、症状などもあわせて数値を判断しましょう。

A. 人体の基本的な構造と正常な機能 -Ⅶ

CHECK ✓ ✓

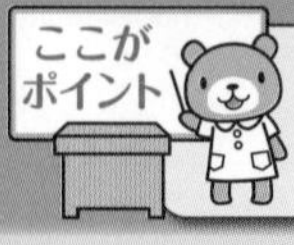

免疫反応には液性免疫と細胞性免疫があり、液性免疫は抗体を産生する。アレルギーは特異的抗原に対する生体の過剰反応である。

免疫反応

■細胞性免疫

Tリンパ球が直接的に抗原を攻撃します。

■液性免疫

Bリンパ球が抗体（免疫グロブリン）を産生、抗原抗体反応が起こります。

抗体（免疫グロブリン）

- IgM：最初に出現。分子量最大。ほかの種類の抗体に変化
- IgG：免疫グロブリン中最多。胎盤通過性
- IgA：分泌液中に存在。初乳に多く含まれる
- IgE：Ⅰ型アレルギーの主役

アレルギー反応の分類（クームス分類）

Ⅰ型	液性免疫（抗体産生）	即時型。IgE。 （例）アナフィラキシーショック、花粉症、アトピー性皮膚炎、気管支喘息
Ⅱ型		細胞を障害。 （例）溶血性貧血
Ⅲ型		免疫複合体の付着による炎症反応。 （例）SLE（全身性エリテマトーデス）
Ⅳ型	細胞性免疫	遅延型。細胞傷害性T細胞が関与。 （例）ツベルクリン反応、移植後の拒絶反応、接触性皮膚炎など
Ⅴ型	液性免疫（抗体産生）	抗レセプター型。以前はⅡ型に分類。 （例）バセドウ病

ミニ情報 自己の細胞や組織に対して産生される抗体を自己抗体という。

いますぐチェック！

Q1	T細胞は主に液性免疫を司る	×	液性免疫を司るのはB細胞。T細胞は主に細胞性免疫を司る
Q2	抗原提示を行うのはマクロファージである	○	マクロファージがヘルパーT細胞に対して抗原提示を行う
Q3 頻出	健康な成人の血液中に最も多い抗体はIgGである	○	最も少ないのはIgEである
Q4	IgAは胎児期に産生される	×	IgMが産生される
Q5	IgGは胎盤を通過する	○	IgGは分子量が小さく、胎盤を通して母体から胎児へと移行する
Q6 重要	Ⅰ型アレルギーにはIgEが関与する	○	IgEはいったん肥満細胞に結合する
Q7	ワクチン接種は能動免疫である	○	なお、ほかの個体に生じた抗体を譲り受けることで得られる免疫を受動免疫という
Q8	オプソニン効果を利用するのはTリンパ球である	×	貪食促進因子であるオプソニンを利用するのは、食細胞の好中球である

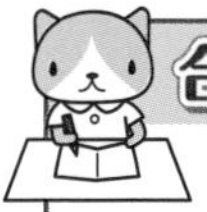

合格ゲットの＋α　頻出テーマ

アナフィラキシーショック

アナフィラキシーショックとは、食物アレルギー・薬物アレルギー・ハチ毒アレルギーなどが原因で発症する急性症状のひとつです。皮膚症状（じんましん、口唇及び眼瞼の浮腫など）やショック症状（呼吸困難、意識障害、血圧低下など）をきたし、生命の危険性が極めて高い状態に陥ります。ワクチン接種などでは１回目よりも２回目以降の方が症状が出現しやすいです。

A. 人体の基本的な構造と正常な機能 - Ⅷ

CHECK

ここがポイント　呼吸運動には、横隔膜を使う腹式呼吸と、外肋間筋で胸郭を拡げる胸式呼吸とがある。O_2 や CO_2 は拡散の作用でガス交換される。

呼吸器系

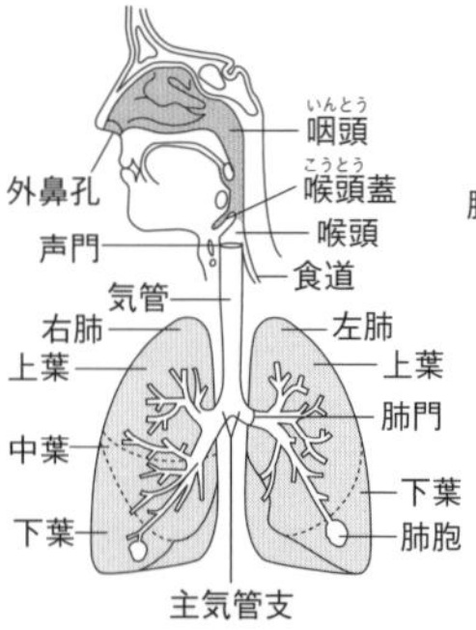

呼吸器系

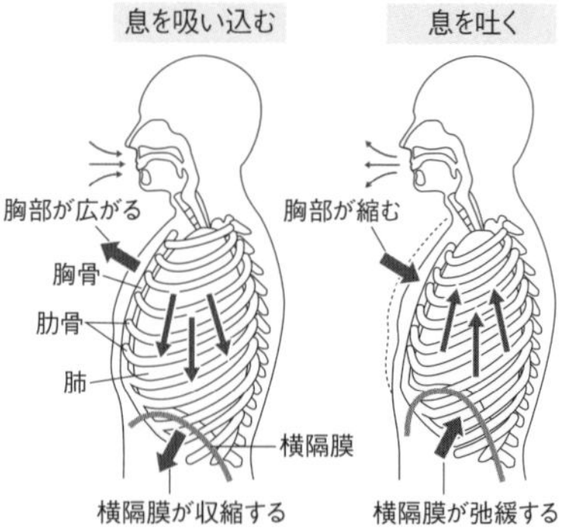

呼吸運動

- **上気道**：鼻腔→咽頭→喉頭。**下気道**：気管→気管支→肺胞。
- **気管**：食道の前方に位置する。気管軟骨が発達し、筒状を維持している。
- **主気管支**：右主気管支の方が急傾斜(25°)で、太く短いため、異物が入りやすい。
- **肺葉**：右肺が3葉、左肺が2葉。
- **吸気**：横隔膜が収縮して平坦化する。外肋間筋《がいろっかんきん》が収縮して肋骨が上がり、胸郭《きょうかく》が広がる。
- **呼気**：吸気が終わって呼吸筋が弛緩すると自然に起こる。
- **胸腔内圧**：大気圧より低い(陰圧)ため、肺胞は虚脱せずに広がっている。
- **ガス交換**：肺胞と血液との間で行われる。拡散によって二酸化炭素は肺胞内へ、酸素は毛細血管内へ移動する。

ミニ情報　中枢化学受容器と末梢化学受容器が呼吸状態を監視している。

いますぐチェック！

Q1 頻出	誤飲した場合、異物は右肺に入りやすい	○	右主気管支の方が分岐角が小さく、急傾斜で、太いため
Q2	左肺は3本の葉気管支に分かれる	×	右肺は3葉、左肺は2葉に分かれ、左肺の葉気管支は2本
Q3	横隔膜は骨格筋で、腹式呼吸に関与する	○	横隔膜は収縮すると平坦化し下がり、腹式呼吸に関与する
Q4	外肋間筋は吸気時に収縮する	○	外肋間筋は吸気時に収縮して、胸郭を広げる
Q5	肺胞には平滑筋が発達している	×	肺胞は、胸腔内圧の変化で拡張と収縮を行い、筋肉はない
Q6 重要	呼気時の胸腔内圧は陽圧である	×	胸腔内圧は常に陰圧に保たれ、安静呼気時では $-4\sim-2cmH_2O$ の範囲で変動する
Q7	肺胞でのガス交換は拡散によって行われる	○	濃度勾配による拡散作用で行われる
Q8	肺胞の酸素分圧は動脈血の酸素分圧より低い	×	肺胞の酸素分圧（100mmHg）＞動脈血の酸素分圧（96mmHg）
Q9	肺活量と残気量を合わせたものを全肺気量という	○	肺気腫では残気量が増大する

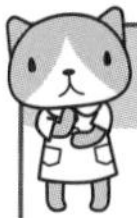

合格ゲットの+α　関連事項

呼吸筋と神経

横隔膜を動かすのは横隔神経で、$C_3\sim C_5$がひとまとまりになって作られています。外肋間筋を動かすのは、$Th_1\sim Th_{12}$の12対の肋間神経です。横隔神経も肋間神経も、運動神経です。

10. 人体の構造と機能

A. 人体の基本的な構造と正常な機能 -Ⅸ

CHECK

食物の消化にはさまざまな消化液がかかわるが、その分泌には消化管ホルモンが関与している。消化された食物は門脈を経て肝臓で代謝されている。

消化器系

摂取された食物は消化酵素により分解されます。

糖質分解	米：デンプン➡マルトース(麦芽糖)➡ブドウ糖２個 アミラーゼ(口腔)　マルターゼ(腸) 単糖類(ブドウ糖、果糖、ガラクトースなど)として、小腸から血中に吸収される。
タンパク質分解	肉：タンパク質➡ポリペプチド➡オリゴペプチド➡アミノ酸 ペプシン(胃)　トリプシン(膵《すい》)　ペプチターゼ(腸) アミノ酸として小腸から血中に吸収される。
脂肪分解	脂肪：脂肪➡脂肪酸とグリセリン 膵液リパーゼ 脂肪は分子量が大きく、小腸からリンパ管に吸収される。左鎖骨下静脈(左静脈角)で血中へ合流する。

消化酵素と作用

■胃液

- 主細胞：ペプシノゲンを分泌します。
- 壁細胞：塩酸を分泌し、ペプシノゲンをペプシンに変換します。また、内因子を分泌します。
- 副細胞：粘液を分泌し、塩酸やペプシンから胃を保護します。
- 胃液のpH：1～2

■肝臓

- 胆汁生成：胆汁は、脂肪を乳化する(クリーム状にする)はたらきがあります。消化酵素ではありません。
- 代謝：門脈によって運ばれた栄養を、アルブミン、コレステロール、各種アミノ酸、グリコーゲンなどに合成したり分解したりしています。

ミニ情報 胃液は強酸性。膵液、胆汁、腸液は弱アルカリ性。

いますぐチェック！

Q1	胃は漿膜《しょうまく》に被われている	○	胃壁は粘膜、粘膜下組織、筋層、漿膜からなる
Q2	胃液のpHは2～3である	×	塩酸が含まれているため、胃液のpHは1～2である
Q3	ガストリンは胃酸の分泌を促進させる消化管ホルモンである	○	ガストリンは食物が胃に入ると幽門腺のG細胞から分泌され、壁細胞を刺激し、胃酸を分泌させる
Q4	ペプシンはタンパク質をアミノ酸に分解する	×	胃でのタンパク質の分解はポリペプチドまでである
Q5	糖質は二糖類として小腸から吸収される	×	糖質は単糖類として小腸から吸収される
Q6 頻出	肝臓では、タンパク質の代謝が行われる	○	肝臓で、アミノ酸はアルブミン、α,βーグロブリン、フィブリノゲン等に合成
Q7	ビリルビンは赤血球の破壊で生じる	○	赤血球が脾《ひ》臓で破壊されて間接ビリルビンができ、肝臓でグルクロン酸抱合によって直接ビリルビンに変換される
Q8	胆汁にはタンパク質の分解作用がある	×	胆汁には消化酵素は含まれず、分解作用はない

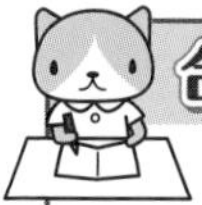

合格ゲットの+α　関連事項

コレシストキニン

　十二指腸から分泌される消化管ホルモンで、胆汁と膵液の分泌を促します。また、胆汁と膵液の分泌口にあるオッディ括約筋を弛緩させる作用もあります。

10. 人体の構造と機能

A. 人体の基本的な構造と正常な機能 -X

CHECK

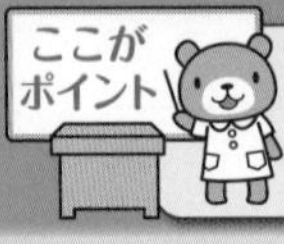

ホルモンは、成長、生殖、恒常性の維持を目的として分泌される。ホルモンは作用と分泌刺激について学ぶことが重要である。

代謝

食物中に含まれる栄養素は酸化によって体内でエネルギーとなります。産生するエネルギー量は、糖質で4kcal/g、脂質9kcal/g、タンパク質4kcal/gとなっており、これらの値はアトウォーター係数と呼ばれ、カロリー計算に用いられています。

内分泌系

ホルモンと主な作用の把握が重要です。

■**代表的なホルモンとその作用**

部位		ホルモン	主な作用機序
下垂体前葉		成長ホルモン〈GH〉	成長促進、血糖上昇
		甲状腺刺激ホルモン〈TSH〉	甲状腺ホルモンの分泌刺激
		副腎皮質刺激ホルモン〈ACTH〉	コルチゾール分泌刺激
		黄体形成ホルモン〈LH〉	排卵誘発、排卵後の黄体形成
		卵胞刺激ホルモン〈FSH〉	卵胞の発育促進
下垂体後葉		バソプレシン〈ADH〉	水再吸収、体液量調節
		オキシトシン〈OT〉	子宮収縮作用、射乳作用
副腎	皮質	コルチゾール	血糖上昇
		アルドステロン	Na⁺再吸収、K⁺排泄促進
	髄質	アドレナリン	交感神経刺激作用 血糖上昇(アドレナリン)
		ノルアドレナリン	
膵臓	α	グルカゴン	血糖上昇
	β	インスリン	血糖降下
卵巣		卵胞ホルモン〈エストロゲン〉	子宮内膜増殖
		黄体ホルモン〈プロゲステロン〉	排卵抑制、子宮収縮抑制作用

 ミニ情報 内部環境の調整にホルモンと自律神経がかかわっている。

✔いますぐチェック！

☑ Q1 頻出	脂質1gが体内で代謝されたときに生じるエネルギー量は9kcalである	○	脂質は9kcal/g、糖質とタンパク質は4kcal/gである
☑ Q2 重要	アドレナリンはストレス下で分泌される	○	副腎髄質から分泌され、心拍数・血糖値を上げ、身体を活動的にする
☑ Q3	血中カルシウムの濃度上昇で、カルシトニンが分泌される	○	カルシトニンは、骨へのカルシウムの取り込み（骨形成）を促進させる
☑ Q4	バソプレシン（抗利尿ホルモン）は尿浸透圧を低下させる	×	尿細管で水の再吸収を促すため、尿が濃縮され、尿浸透圧が上昇する
☑ Q5	アルドステロンは腎臓におけるナトリウムの再吸収を促進させる	○	一方で、腎臓からのカリウム排泄を促進する
☑ Q6	エストロゲンは子宮から分泌される	×	子宮からではなく、卵巣からである
☑ Q7	黄体形成ホルモン〈LH〉の急増後、排卵が起こる	○	「LHサージ」と呼ばれる黄体形成ホルモンの急増により、卵巣では排卵が起こり、子宮内は黄体期に切り替わる
☑ Q8	インスリンは膵臓のα細胞から分泌される	×	膵臓のβ細胞からである

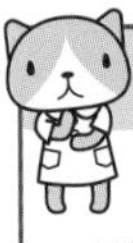

合格ゲットの+α　頻出テーマ

副腎皮質ホルモンと副腎髄質ホルモン

副腎皮質ホルモンは下垂体前葉からの刺激ホルモンの指令を受けて分泌されます。一方、副腎髄質ホルモンは交感神経の興奮が分泌刺激になります。

A. 人体の基本的な構造と正常な機能 -XI

CHECK

ここがポイント

腎臓は体液の恒常性を保つために老廃物を尿として排出するほか、エリスロポエチン産生、レニン分泌、ビタミンD活性化を行う。

泌尿器系

■**腎臓**…血液中の老廃物を濾過《ろか》して排出します。

- 糸球体での濾過：糸球体の血管の穴より小さいものが押し出されて原尿となり、ボーマン嚢《のう》に回収されます。
- 尿細管での再吸収：原尿のうち約99%が尿細管で再吸収されます。残りの1%が尿になります。
- 尿素窒素(BUN)：タンパク質由来の老廃物で、腎機能が低下すると高値を示します(基準値：8～20mg/dℓ)。
- クレアチニン：筋肉由来の老廃物で、糸球体で濾過された後、全く再吸収されずに排出されます。そのため、クレアチニンクリアランス(糸球体濾過値、GFR)は、糸球体機能を反映します(基準値：約100mℓ/分)。

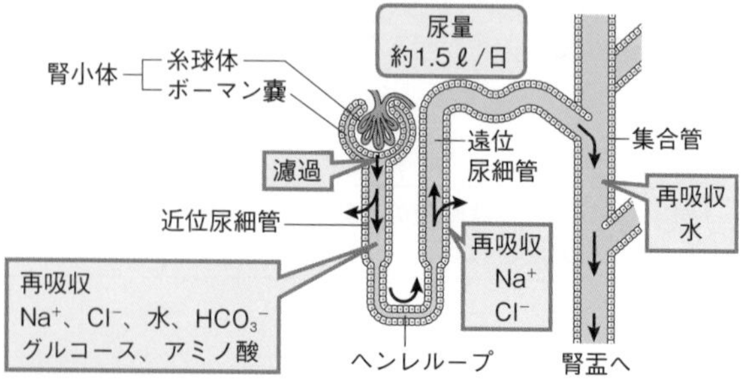

腎臓の主なはたらき

- 血液の浸透圧の調節：バソプレシン(ADH)がはたらきます。
- 細胞外液量の調節：アルドステロンがはたらきます。

ミニ情報 腎臓の基本単位であるネフロンは左右腎臓に約100万個ずつある。

✔いますぐチェック！

Q1	尿の排泄によって血液のpHが一定に保たれている	○	血液のpHを一定に保つため、腎臓でH^+（水素イオン）の排泄量を調節している
Q2	成人の膀胱容量は約200mℓである	×	300～500mℓ程度。尿が膀胱に半分程度貯留すると尿意を感じる
Q3 重要	原尿に含まれるブドウ糖を再吸収するのは、糸球体である	×	健康であれば、近位尿細管で100%再吸収される
Q4	アミノ酸は尿細管で再吸収される	○	近位尿細管で100%再吸収される
Q5	クレアチニンクリアランスは尿細管機能を反映する	×	糸球体の濾過機能を反映する
Q6	尿タンパクは血漿中のアルブミンに由来する	○	血漿中のアルブミンは糸球体で濾過されないが、糸球体の異常によって尿中に出現する
Q7	男性の膀胱底には前立腺が接する	○	肥大すると、排尿障害となる
Q8	高齢者では腎機能が低下して、乏尿となりやすい	×	原尿を尿細管で再吸収する機能が低下し、多尿となりやすい
Q9	腎機能が低下すると貧血が起こりやすい	○	造血因子であるエリスロポエチンは腎臓で作られているため、腎機能が低下すると貧血が起こりやすい

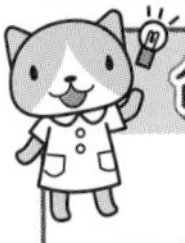

合格ゲットの＋α　重要語句

腎臓による血圧調節

腎臓は血圧低下を感知すると、レニンを分泌し、レニン・アンギオテンシン系を活性化します。その結果、細動脈が収縮し、アルドステロンによって尿細管でのNa^+の再吸収が高まります。

A. 人体の基本的な構造と正常な機能 - Ⅻ

CHECK

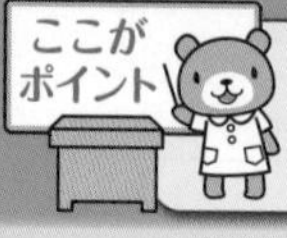

体温は一定のセットポイントがあり、その温度で酵素がうまくはたらき、代謝が進み、熱を産生する。体温調節は恒常性の典型である。

体温

身体は、体温を適切な温度（ほぼ36.5℃）に維持するため、熱産生と熱放散をしてバランスを保っています。体温の調節は、間脳の視床下部にある体温調節中枢によって行われます。

■外気温の変化に対する身体反応

外気温が低い場合	筋肉の震えなどにより熱を産生し、体温の喪失を抑える
外気温が高い場合	血管拡張などにより熱を放散する

■体温に異常をきたす原因と起こりうるリスク

原因	起こりうるリスク
熱の放散ができない 熱の産生が多すぎる	高体温 （熱中症、悪性症候群など）
低温環境下で熱の喪失が起こる	低体温

体温調節機構

体温調節中枢は、間脳の視床下部の視索前野にあり、皮膚の温度受容器からの刺激によってはたらきます。

■温度刺激による体温調節のしくみ

温刺激→視床下部の放熱中枢（温熱中枢）
　　→血管拡張、発汗、代謝抑制
冷刺激→視床下部の産熱中枢（冷却中枢）
　　→血管収縮、立毛、代謝亢進、震え、骨格筋の攣縮《れんしゅく》

ミニ情報　発熱の初期に骨格筋が攣縮して震えを伴うことを悪寒戦慄《おかんせんりつ》という。

いますぐチェック！

Q1	低温環境下では皮膚血管は収縮する	○	皮膚血管は収縮し、熱の喪失を抑える
Q2	熱射病では発汗が増加する	×	高温環境曝露《ばくろ》で発症し、発汗が停止、皮膚は乾燥、40℃以上の高熱となる
Q3 頻出	体温調節中枢は延髄にある	×	間脳の視床下部にある
Q4 重要	震えにより、熱産生は増加する	○	冷刺激→視床下部→体性神経系→骨格筋の運動で熱産生する
Q5	汗の浸透圧は尿の浸透圧よりも高い	×	汗の浸透圧は、尿のもととなる血漿《けっしょう》よりも、常に低張である
Q6	体温は入眠時の22～2時の間に最低となる	×	早朝の3～6時ごろに最低となる
Q7	悪寒戦慄の際、アドレナリンの分泌が亢進して、熱産生が促進される	○	骨格筋の攣縮なども起こり、体温が上昇し、悪寒が消える
Q8	解熱時は血管が収縮する	×	血管が拡張し、発汗により熱を放出する
Q9	腋窩《えきか》温、口腔温、直腸温のうち、口腔温が最も高い	×	直腸温＞口腔温＞腋窩温の順に高い
Q10	体温には日差がある	○	体温は日内変動があり、1℃以内なら正常

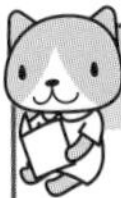

合格ゲットの+α

頻出テーマ

悪性症候群

悪性症候群とは、向精神薬の重篤《じゅうとく》な副作用のひとつであり、高熱、振戦、頻脈、筋肉のこわばり、意識障害などの症状がみられます。抗パーキンソン薬の急な減量もしくは服用中止によって生じることもあります。

A. 人体の基本的な構造と正常な機能 -XIII

CHECK

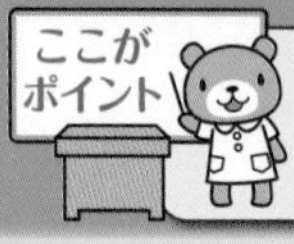

エストロゲンとプロゲステロンは卵子を育て、子宮内膜の状態を整えている。その分泌は視床下部と脳下垂体前葉の調節を受けている。

性と生殖器系

■性周期とホルモン

性周期はホルモンを通じて、視床下部と下垂体前葉でコントロールされます。

■性周期におけるホルモン分泌の流れ

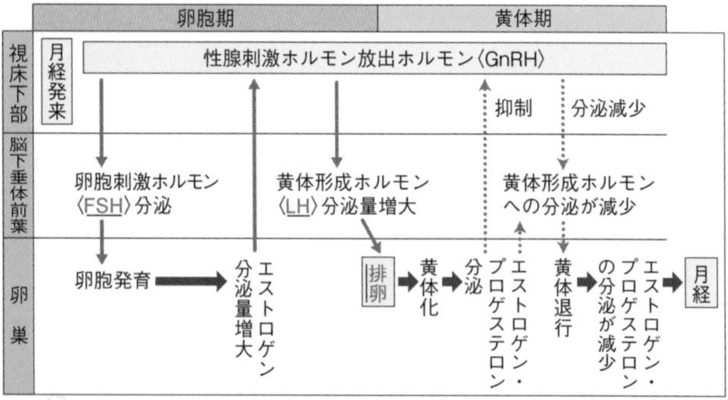

■性周期における各状態の変化

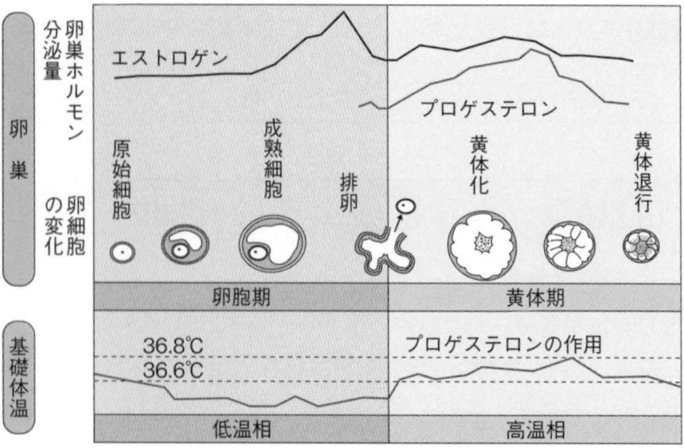

ミニ情報 月経血にはフィブリン分解酵素が含まれ、固まりにくい。

いますぐチェック！

Q1 頻出	視床下部から性腺刺激ホルモン放出ホルモンが分泌される	○ 性腺刺激ホルモン放出ホルモンによって、FSHとLHが分泌される
Q2	黄体形成ホルモンは卵巣から分泌される	× 脳下垂体前葉から分泌される
Q3	黄体期には基礎体温が上昇する	○ プロゲステロンによって基礎体温が上昇
Q4	月経期には子宮内膜の全層が剥離脱落する	× 子宮内膜は基底層と機能層の2層からなり、月経期に剥脱するのは機能層である
Q5	エストロゲンとプロゲステロンの分泌が減少すると月経が起こる	○ 黄体の退行変性とともにエストロゲンとプロゲステロンが減少、子宮内膜の栄養障害で剥脱出血する
Q6	卵管は腹膜腔に開口している	○ 腹膜腔へ排卵された卵子は、受精のために卵管へ吸引される
Q7 重要	卵子と精子は子宮体部で受精する	× 卵管膨大部で受精する
Q8	精子は精細管で作られる	○ 精子は精巣の精細管で形成され、精巣上体に移送され、成熟する

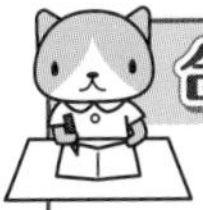

合格ゲットの+α　関連事項

エストロゲンのはたらき

エストロゲンは性周期にかかわる以外にも、次のような役割を果たしています。①第二次性徴への関与（女性化）②コレステロールの減少　③破骨細胞のはたらきを抑制し、骨量を維持　④妊娠の維持。

A. 人体の基本的な構造と正常な機能 -XIV

CHECK

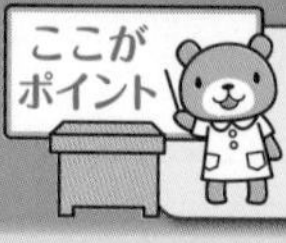

最終月経の初日から280日間を妊娠期間といい、分娩予定日は40週0日をいう。およそ36週で、胎児は胎外生活に適応できるようになる。

分娩予定日

妊娠期間は、最終月経から280日間です。

■分娩予定日の算出法（ネーゲレの計算法）

最終月経の月＋9または－3、初日＋7で計算します。

計算例：最終月経の初日11月15日

11−3=8月　15+7=22日　よって分娩予定日は8月22日

妊娠の経過

妊娠後、胎児の身長、体重や母体には変化が現れます。

■正常妊娠経過

	身長（cm）	体重（g）	母体・胎児の変化
4 週	0.4〜1.0		超音波にて心拍動（7週）
8 週	2〜3	4	乳房増大、便秘、頻尿
12週	7〜9	20	ドップラーにて心音（12週）、つわり軽減
16週	16	120	胎盤完成
20週	25	250〜300	胎動を感じる
24週	30	600〜700	子宮底臍《さい》高
28週	35	1,000〜1,200	聴覚完成
32週	40	1,500〜1,700	胃部圧迫感
36週	45	2,000〜2,500	胎外生活への準備完了
40週	50	3,000〜3,500	

ミニ情報　心拍動は7週ごろ、心音は12週ごろ確認することができる。

いますぐチェック！

Q1 重要	分娩予定日は最終月経から290日目である	× 280日目である
Q2	基礎体温は出産まで高温相が続く	× 12～15週ごろに低温相に移行する
Q3 頻出	妊娠7週ごろには超音波にて心拍動が確認できる	○ 経膣超音波で最も早く確認できる
Q4 頻出	妊娠16週ごろにはドップラーにて心音が聴取できる	× 妊娠12週ごろには聴取できる
Q5	妊娠9～12週の胎児心拍数は110～160/分である	○ 母体の脈拍数よりも多い
Q6 重要	胎盤は妊娠20週ごろ完成する	× 妊娠16週ごろまでに完成する
Q7	胎動は初産婦の方が経産婦より早く感じる	× 経産婦の方が早い。20週ごろにはほとんどの妊婦が自覚する
Q8	乳房は分娩終了後から発育を始める	× 個人差もあるが、妊娠8週ごろには増大することが多い
Q9	妊娠36週の胎児の体重はおよそ1,500gである	× 2,000 ～ 2,500gまで成長する
Q10	妊娠40週の胎児の身長は40cmである	× 50cmとなる
Q11 頻出	妊娠32週の子宮底は臍高である	× 妊娠24週ごろに臍高となる

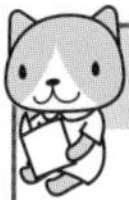

合格ゲットの＋α　頻出テーマ

妊娠週数と胎児の発育

　妊娠週数と胎児の発育状況を比較し、それが正常範囲にあるかを問う問題が毎年多く出題されます。胎盤完成時期や胎動を自覚する時期などは特によく出題されるので、確実に得点できるようにしましょう。

A. 人体の基本的な構造と正常な機能 -XV

CHECK

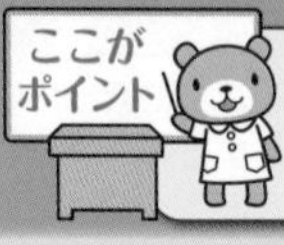

分娩開始から子宮口全開大までを分娩第 1 期、子宮口全開大から児娩出までを分娩第 2 期、児娩出から胎盤娩出までを分娩第 3 期と定義する。

分娩時期の分類

- 流産：妊娠21週6日までの分娩《ぶんべん》
- 早産：妊娠22週0日～36週6日までの分娩
- 正期産：妊娠37週0日～41週6日までの分娩
- 過期産：妊娠42週0日以降の分娩

分娩３要素

分娩の経過を左右する要素として、①娩出力（陣痛・腹圧）②産道（骨産道・軟産道）　③胎児及び付属物があります。

■陣痛曲線

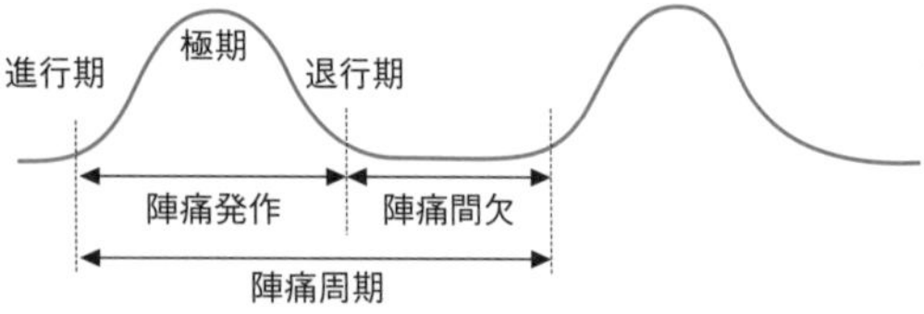

分娩進行中の陣痛は、子宮が周期的に収縮と休止を繰り返します。子宮が収縮しているときを陣痛発作、休止しているときを陣痛間欠といい、発作と間欠のセットを陣痛周期といいます。

■分娩経過と所要時間

	定　義	平均所要時間（初産婦）	平均所要時間（経産婦）
分娩第 1 期	分娩開始から子宮口全開大まで	10～12時間	5～6時間
分娩第 2 期	子宮口全開大から児娩出まで	1～2時間	30分～1時間
分娩第 3 期	児娩出から胎盤娩出まで	15～30分	10～20分

ミニ情報 分娩進行中に伴う陣痛、腰痛、会陰の伸展などの痛みを産痛という。

いますぐチェック！

☑ Q1	妊娠22週6日までの分娩を流産という	×	妊娠21週6日までをいう
☑ Q2 重要	妊娠22週以降の死産の場合、死産の届出が必要である	○	妊娠12週以降は届出が必要である
☑ Q3 頻出	妊娠36週5日での分娩は早産である	○	妊娠22週0日～36週6日までの分娩を早産という
☑ Q4	分娩の始まりには陣痛開始と破水がある	×	分娩開始とは、10分おき、もしくは1時間に6回以上の陣痛をいう
☑ Q5 頻出	妊娠41週0日以降の分娩を過期産という	×	妊娠42週0日以降の分娩をいう
☑ Q6	分娩第1期は分娩開始から児頭娩出までである	×	分娩開始から子宮口全開大までである
☑ Q7 頻出	子宮口全開大から児頭発露までを分娩第2期という	×	子宮口全開大から児娩出までである
☑ Q8 重要	経産婦で分娩所要時間が20時間は遷延《せんえん》分娩である	○	経産婦では15時間以上、初産婦では30時間以上が遷延分娩である
☑ Q9	分娩進行中に何らかの理由で陣痛が弱くなることを、続発性微弱陣痛という	○	微弱陣痛の原因で多いものには、疲労、過度の緊張や不安などが挙げられる

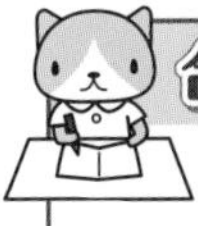

合格ゲットの+α　重要語句

遷延分娩

分娩所要時間が経産婦では15時間以上、初産婦では30時間以上の場合を遷延分娩といいます。また、分娩は第1～3期につづき、胎盤娩出後の2時間を第4期として位置づける場合もあります。

A. 人体の基本的な構造と正常な機能 -XVI

CHECK

ここがポイント

分娩終了後、およそ6～8週間を産褥期といい、妊娠や分娩によって生じたさまざまな変化が妊娠前の状態に戻る期間を指す。

産褥期

分娩が終了し、妊娠・分娩によって変化が生じた身体が妊娠前の状態に戻る期間を指し、およそ分娩後6～8週間です。

正常産褥経過

- 乳汁《にゅうじゅう》分泌：産褥《さんじょく》2日目ごろから分泌が増加し、初乳《しょにゅう》→**移行乳**→成乳《せいにゅう》という順序を経ます。
- 子宮復古：赤色悪露《おろ》（産褥3日ごろまで）→褐色悪露（3～4日ごろ以降）→黄色悪露（産褥2週ごろ以降）という経過を経て、産褥4～8週ごろまで持続します。

■子宮復古の経過

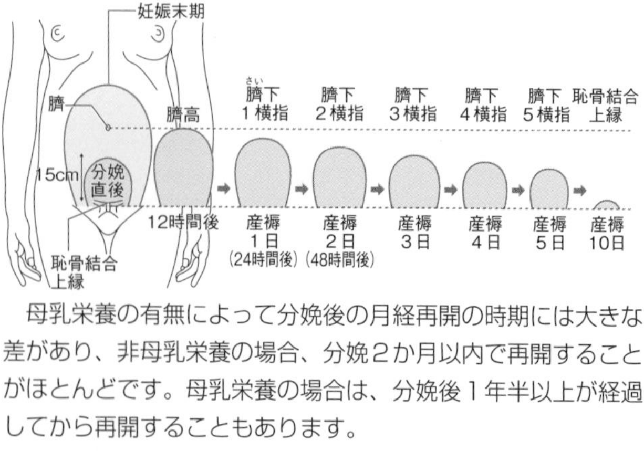

母乳栄養の有無によって分娩後の月経再開の時期には大きな差があり、非母乳栄養の場合、分娩2か月以内で再開することがほとんどです。母乳栄養の場合は、分娩後1年半以上が経過してから再開することもあります。

月経再開より前に排卵が起こることが多いため、入院中の退院指導で家族計画について理解を促す必要があります。

ミニ情報　分娩直後の子宮底長は、産褥3日目と同じ高さである。

いますぐチェック！

Q1	分娩終了後、およそ2週間で妊娠前の身体状態に戻る	×	分娩後6～8週間である
Q2 頻出	産褥1～3日には褐色悪露がみられる	×	分娩後から3日間ほどは赤色悪露である
Q3 頻出	分娩直後の子宮底は、臍下1横指の高さである	×	臍下3横指である
Q4	産褥10日ごろには、子宮底は腹壁から触れられなくなる	○	4～6週間後には妊娠前の大きさに戻る
Q5 重要	産褥4日目の子宮底は分娩直後の高さと同じである	×	産褥3日目が臍下3横指である
Q6 頻出	分娩12時間後に、子宮底は上昇する	○	臍高まで一時的に上昇する
Q7	乳汁は、分娩終了とともに急激に分泌される	×	産褥2日目ごろから分泌が増す
Q8 重要	プロラクチンが射乳を促す	×	射乳はオキシトシンによって促される
Q9	分娩終了後、子宮収縮に伴い陣痛様の痛みが生じる	○	後陣痛といい、初産婦より経産婦に強く起こることが多い
Q10	分娩後の月経再開は、母乳栄養を行っている女性の方が、非母乳栄養の場合より早い	×	非母乳栄養の場合の方が早く月経が再開する
Q11	分娩後早期から受胎調節は必要である	○	非母乳・母乳栄養にかかわらず、月経再開前に排卵が開始していることが多い

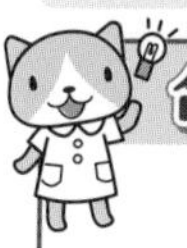

合格ゲットの＋α　重要語句

子宮復古不全

産後の子宮復古が正常に進まないことをいい、弛緩出血を招いたり、悪露排出が遅れます。膀胱《ぼうこう》充満、離床の遅れ、授乳不足、子宮内容物の遺残などが原因で起こります。

A. 人体の基本的な構造と正常な機能 -XVII

CHECK

ここがポイント

伝令RNAが写し取ったDNAの遺伝情報をもとにタンパク質が合成される。染色体はDNAからなり、その数的異常、構造異常を染色体異常と呼ぶ。

遺伝

■遺伝情報

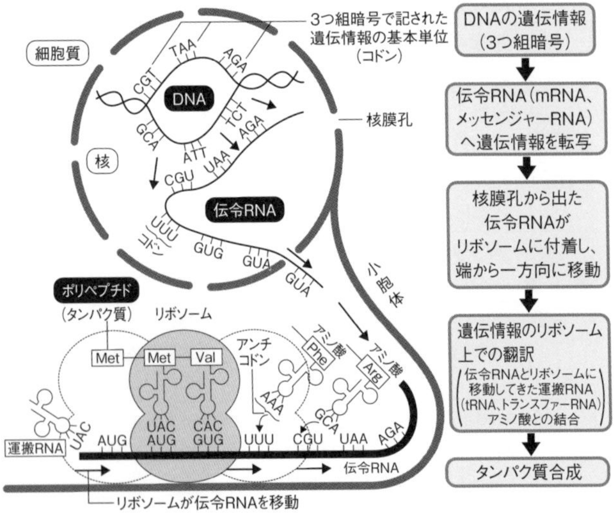

■染色体異常

- ダウン症候群：21番常染色体のトリソミー
  →第21番目の常染色体が3個（正常は2個）
- ターナー症候群：精子のY染色体が雄性決定に関与します。
  →Y染色体を失いX染色体が1個（XO）であり、発育不完全な女性となります。
- クラインフェルター症候群：X染色体を1個余分に含みます（XXY）。
  →発育不完全な男性となります。

ミニ情報 リボソームでは、アミノ酸をつないでタンパク質を合成する。

いますぐチェック！

Q1 頻出 DNAの塩基は、アデニン(A)、グアニン(G)、シトシン(C)、チミン(T)の4種類である	○ RNAの場合は、チミン(T)がウラシル(U)になる
Q2 RNAは2本鎖である	× 1本鎖。mRNA、tRNA、rRNAの3種類である
Q3 DNAの遺伝情報はmRNAに転写される	○ 遺伝情報はmRNAに転写され、リボソームに運ばれる
Q4 染色体の中に遺伝情報が含まれている	○ 遺伝情報を持っている本体がDNAである
Q5 タンパク質は核内で合成される	× 細胞質のリボソーム上で合成される
Q6 重要 ダウン症候群は性染色体の異常である	× 21番常染色体のトリソミーである。特異顔貌や知能発達遅延などがみられる
Q7 ターナー症候群の性染色体はXOである	○ X染色体が1本で、外観は女性であるが、卵巣の形成不全がみられる
Q8 クラインフェルター症候群は常染色体の異常である	× 性染色体がXXYとなる異常で、成長の過程で女性化乳房がみられる

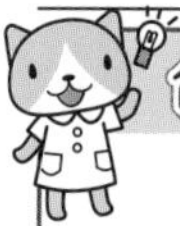

合格ゲットの+α　関連事項

出生前診断

胎児の染色体異常（ダウン症候群、13トリソミー、18トリソミーなどの常染色体トリソミーなど）の有無を母親の羊水や血液から調べる方法です。胎児に異常があった場合に心構えができる半面、検査によっては流産のリスクもあり、心配事が増えるなどの問題点もあります。

B. 人間の死

CHECK

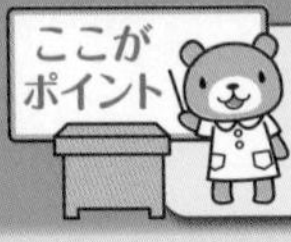

脳死は、５つの判定基準すべてを満たしてから６時間経過後に再度判定するという手順を踏み、２人以上の医師が判定する。

死の三徴候

①心臓停止　②呼吸停止　③瞳孔《どうこう》散大及び対光反射の消失

上記の３つをもって、人間の死の三徴候といいます。

死亡判定

医師は、「自らの診療管理下にある患者が、生前に診療していた傷病に関連して死亡したと認める場合」には死亡診断書を、それ以外の場合には死体検案書を交付します。

脳死

脳死とは、脳が重大な非可逆的損傷を受け、大脳半球機能はもちろん、脳幹機能のすべてが失われているが、人工呼吸器の使用などによって心臓の拍動が保たれている状態をいいます。

■脳死判定

脳死判定基準は、次の５つです。

①深昏睡《しんこんすい》
②自発呼吸の消失
③瞳孔が固定し４mm以上
④脳幹反射消失
⑤平坦脳波

この判定基準の①～⑤の全条件が満たされた後、６時間以上経過して変化がないことを確認します。脳死判定は移植と無関係の２人以上の医師で行い、判定記録を残す必要があります。

15歳未満（小児）の脳死下での臓器提供も可能ですが、６歳未満の小児の脳死判定は２回行う判定の間隔を大人の４倍の24時間以上としています。なお、12週未満の乳児、虐待による死亡事例は対象外です。

ミニ情報　脳死とは、脳の機能停止をもって人の死とする考え方である。

いますぐチェック！

	問題	解答
Q1	脈拍が触知できない場合を死の三徴候とする	× 脈拍触知のみでは判定できない
Q2	低体温は死の三徴候である	× 死後、熱産生が停止し体温が低下する
Q3 重要	瞳孔散大及び対光反射の消失は、死の三徴候である	○ 心臓停止、呼吸停止を伴う
Q4	瞳孔が固定し、瞳孔径は左右とも2mm以上であれば、脳死の判定基準となる	× 4mm以上である
Q5 頻出	脳死判定は一度行われれば、繰り返されることはない	× 6時間経過後に、再度判定する必要がある
Q6	脳死の場合、脳幹反射がみられる	× 脳幹反射の消失が条件である
Q7 重要	脳死の場合、脳波は平坦である	○ 脳波測定は脳死判定に必須である
Q8	脳死では、痛み刺激を与えても全く反応がみられない	○ ジャパン・コーマ・スケールで、Ⅲ-300の深昏睡である
Q9	人工呼吸器を使用し、生命維持がなされている場合は脳死ではない	× 自発呼吸の消失は脳死判定基準のひとつである
Q10	本人の意思が不明でも、家族の承諾があれば臓器提供は可能である	○ 2010年の臓器移植法改正で可能となった
Q11	小児の脳死の場合、臓器提供は認められない	× 15歳未満の場合も認められている

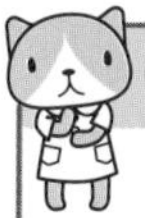

合格ゲットの+α　重要語句

死斑《しはん》

死斑は、血液循環の停止による血液の体下方への沈降により現れる紫色の斑点であり、死後20〜30分後に現れます。死の三徴候には含まれません。

11. 徴候と疾患

A. 主要な症状と徴候 - I

CHECK

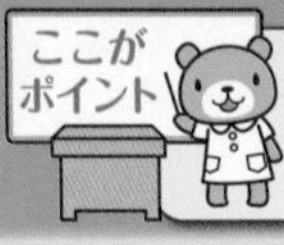

血圧は、心拍数、循環血液量、末梢血管抵抗で決定される。そのため、心拍数減少、循環血液量減少、血管拡張による血圧低下はショックにつながる。

意識障害

意識障害とは、物事の理解や、周囲からの刺激に対する適切な反応が損なわれ、意識の清明度が低下した状態です。

- 意識障害の原因：脳に原因があるもの（脳血管障害、脳挫傷など）と、脳以外に原因があるもの（低酸素症、代謝障害、脱水など）に大別されます。
- 重症度の分類：狭義には、重症のみを意識障害とします。

軽　症	せん妄、錯乱、無欲状態
中等度	昏迷《こんめい》、嗜眠《しみん》、傾眠《けいみん》
重　症	半昏睡、昏睡《こんすい》、深昏睡

ショック

ショックとは、何らかの原因で血圧が低下し、重要臓器への血流が減少して、重要臓器の機能障害をきたす病態を指します。

<table>
<tr><th colspan="2">分　類</th><th>発生機序</th></tr>
<tr><td colspan="2">循環血液量減少性ショック</td><td>出血、体液喪失（脱水、熱傷）</td></tr>
<tr><td colspan="2">心原性ショック</td><td>心不全、重症不整脈</td></tr>
<tr><td rowspan="3">血液分布異常性ショック</td><td>敗血症性ショック</td><td>血液が敗血症に感染、血管拡張</td></tr>
<tr><td>アナフィラキシーショック</td><td>Ⅰ型アレルギー反応で放出されるヒスタミンによって血管拡張</td></tr>
<tr><td>神経原性ショック</td><td>脊髄《せきずい》損傷で交感神経が遮断、血管拡張</td></tr>
</table>

敗血症性ショックは発熱を伴い、四肢が温かいことから、特に「ウォームショック」と呼ばれています。

ミニ情報 血圧＝心拍出量×末梢血管抵抗の式で求められる。

いますぐチェック！

Q1 重要	意識障害は脳が原因で起こる	×	低酸素症、ショック、代謝障害など、脳以外も原因となる
Q2	低血糖で意識障害が起こることがある	○	昏睡などがみられ、糖尿病では血糖値の調整に注意する
Q3	脱水による意識障害では、早急に水分を経口摂取させる	×	脱水で意識障害が起こるが、水を飲ませると誤嚥し危険
Q4	意識障害時には瞳孔《どうこう》は散大する	×	意識障害でも瞳孔が正常な場合が多い
Q5	ショックは重要臓器への血流が不足して起こる	○	脳や心臓、腎臓への血流が不足し、放置すれば生命維持が困難になる
Q6 頻出	出血性ショックでは、心拍数が増加する	○	循環血液量の減少により低下した血圧を上昇させるため、心拍数が増加する
Q7	敗血症性ショックでは、顔面紅潮がみられる	○	敗血症性ショックで、血管が拡張し、皮膚の紅潮がみられる
Q8	ペニシリンはアナフィラキシーショックの原因となることがある	○	事前に患者の薬物アレルギーの有無を確認することが重要
Q9	嚥下障害は機能的原因により生じる	○	機能的原因としては脳血管障害やパーキンソン病などがある

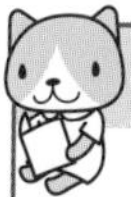

合格ゲットの+α　重要語句

ジャパン・コーマ・スケール(JCS)とグラスゴー・コーマ・スケール(GCS)

JCSは、別名3-3-9度方式といい、刺激を加えたときの反応や覚醒状態を調べる方法です。GCSは意識障害を、開眼、言葉の応答、運動機能の３つの視点から評価します。

A. 主要な症状と徴候 - Ⅱ

CHECK

ここがポイント
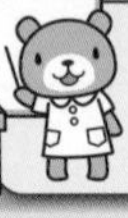

体温も体液量も、自律神経やホルモンによって一定に保たれているが、調節可能な範囲を大きく超えている場合は重篤な状態に陥る。

高体温・低体温

■熱型と解熱の型

	熱型			解熱の型	
	稽留熱《けいりゅう》	弛張熱《しちょう》	間欠熱	分利	渙《かん》散《さん》
病日	1 2 3 4 5 6 7 8	1 2 3 4 5 6 7 8	1 2 3 4 5 6 7 8	1 2 3 4 5 6 7 8	1 2 3 4 5 6 7
特徴	日差1℃以内で高熱が持続	日差1℃以上で最低値が平熱以上	日差1℃以上で高熱と平熱が交互	数時間内に平熱へ	数日かけて平熱へ
例	肺炎、腸チフス	敗血症、結核	マラリア、回帰熱	肺炎	猩紅熱《しょうこう》

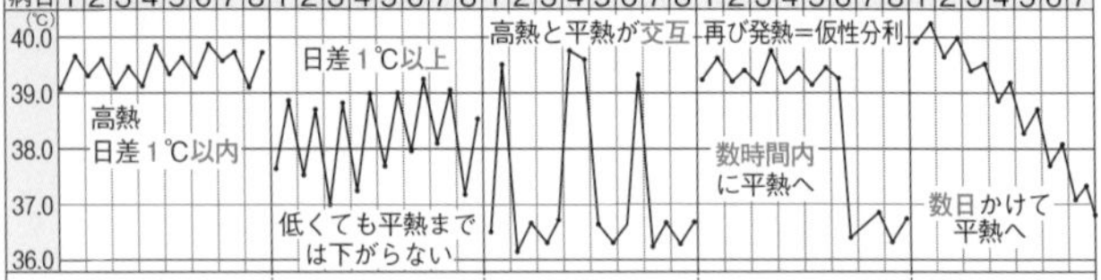

■低体温

- 低体温症とは、深部体温が35℃以下の場合をいいます。
- 体温の平均は36.5℃位で、このとき、体内の酵素が最も活性化されます。しかし、低体温では、酵素のはたらきが低下し、新陳代謝が悪くなって、免疫力が低下し、病気にかかりやすくなります。

脱水

■脱水の分類

- 水欠乏性(高張性)脱水：大量の発汗や多尿、水分摂取不足などで起こります。口渇、乏尿、尿比重・血清ナトリウム上昇などをきたします。
- ナトリウム欠乏性(低張性)脱水：下痢や嘔吐、降圧利尿薬の副作用等で水分と電解質を大量に失いますが、水だけ補充されているときに起こります。頭痛、脱力感、血清ナトリウム低下をきたします。

ミニ情報 発熱は免疫細胞を活性化させるはたらきがある。

✔いますぐチェック！

☑ Q1	低体温症は深部体温が36℃以下の場合をいう	×	35℃以下の場合をいう
☑ Q2 重要	感染した時は、体温調節中枢のセットポイントが上昇する	○	セットポイント（設定温度）は、感染や炎症時に高く設定される
☑ Q3	ウイルス感染では発熱がない場合もある	○	不顕性感染など症状が出現しないこともある
☑ Q4	解熱時は悪寒を伴う	×	セットポイントが低温に再設定され、発汗などが起こる
☑ Q5 頻出	水欠乏性脱水では尿比重が上昇する	○	尿比重・血清ナトリウムともに上昇する
☑ Q6	ナトリウム欠乏性脱水では口渇がある	×	口渇がない場合が多い
☑ Q7	降圧利尿薬により、血清ナトリウム濃度は上昇する	×	血清ナトリウム濃度は低下する
☑ Q8	ナトリウム欠乏性脱水は低張性脱水である	○	Na^+不足なのに、水分だけしか補給しないと起こる。浸透圧低下状態である
☑ Q9	嘔吐や下痢では水分のみを補給する	×	水分と電解質を補給する。水分のみの補給では、ナトリウム欠乏性脱水に陥る

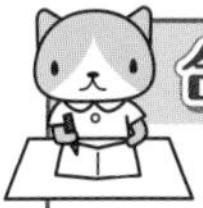

合格ゲットの+α　関連事項

体温調節中枢

体温は常に一定になるように調節されていますが、感染症など病的な原因があると、セットポイント（体温維持のための設定温度）が通常よりも高く設定されます。これは免疫細胞を活性化させ、病原体に打ち勝つためです。

A. 主要な症状と徴候 -Ⅲ

CHECK

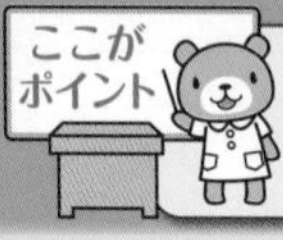

ビリルビンの代謝の流れが何らかの原因で滞ると黄疸が出現する。黄疸には、間接ビリルビンによるものと、直接ビリルビンによるものがある。

黄疸

■ビリルビン代謝

赤血球は120日の寿命を終えると、脾臓《ひぞう》で破壊されます。このとき作られるのが間接(非抱合型)ビリルビンです。間接ビリルビンは肝臓に運ばれ、グルクロン酸抱合によって直接（抱合型)ビリルビンとなり、胆汁の成分として排出されます。

■黄疸の発生機序

「ビリルビン代謝」の流れが滞ることでビリルビンが蓄積します。総ビリルビン値が2.0mg/dℓ以上で、眼球が黄染し、次第に皮膚も黄色くなってきます。

■黄疸の分類

ビリルビン上昇	黄疸の分類	発生機序
間接(非抱合型)ビリルビン上昇	溶血性黄疸、新生児黄疸	肝臓に入る前か、グルクロン酸抱合される前
直接(抱合型)ビリルビン上昇	肝内胆汁うっ滞性黄疸、閉塞性黄疸	肝臓に入ってグルクロン酸抱合された後

- **溶血性黄疸**：赤血球の破壊が亢進して起こります。
- **新生児黄疸**：生理的黄疸ともいいます。出生後に過剰な赤血球が破壊されますが、肝臓での処理能力が未熟なために出現します。
- **閉塞性黄疸**：胆管の閉塞(胆石症や胆嚢・胆管・膵臓の悪性腫瘍《しゅよう》)で、胆汁が滞って出現します。消化管に胆汁が排出されないため、白色便や脂肪便がみられます。速やかな胆管ドレナージが必要です。

ミニ情報 間接ビリルビンは脂溶性、直接ビリルビンは水溶性。

✔いますぐチェック！

Q1 頻出	黄疸を最も認めやすい部位は皮膚である	×	最も認めやすい部位は眼球結膜で、その次に皮膚である
Q2 頻出	黄疸のある患者では、瘙痒《そうよう》感が起こりやすい	○	瘙痒感、皮膚乾燥、全身倦怠感等がある
Q3	溶血性貧血は黄疸の原因となる	○	溶血によるヘモグロビン分解の亢進で黄疸が起こる
Q4	閉塞性黄疸では白色便がみられる	○	胆汁の排泄が妨げられて、白色便や脂肪便がみられる
Q5	抱合障害がある場合は、直接ビリルビンが上昇する	×	間接ビリルビンが上昇する
Q6 重要	閉塞性黄疸では間接ビリルビンが上昇する	×	水溶性の直接ビリルビンが上昇する
Q7	膵頭部がんでは直接ビリルビンが上昇する	○	総胆管を閉塞し、直接ビリルビンが上昇する
Q8	間接ビリルビンは尿中にも排泄される	×	間接ビリルビンは脂溶性なので、尿中には排泄されない
Q9	母子間血液型不適合による新生児黄疸は、24時間以内に出現する	○	出生後の血液破壊で、間接ビリルビンが作られ、核黄疸(大脳基底核の黄染)になる危険性がある

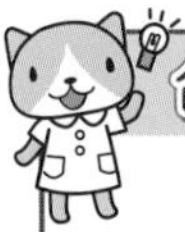

合格ゲットの+α　頻出テーマ

閉塞性黄疸

閉塞性黄疸の原因である直接ビリルビンは水溶性なので、尿中にも排泄されます。茶褐色の尿で、これをビリルビン尿といいます。ちなみに間接ビリルビンは脂溶性なので、蓄積して黄疸になった際にも尿には排泄されません。

11. 徴候と疾患

A. 主要な症状と徴候 -Ⅳ

CHECK

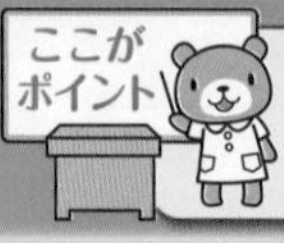

頭痛には症候性頭痛と機能性頭痛があり、多くは機能性頭痛である。機能性頭痛は、脳内の血管が拡張するものと、拡張しないものとがある。

頭痛の分類

■症候性(器質性)頭痛

脳腫瘍《しゅよう》やクモ膜下出血、頭部外傷など、原因がはっきりしている頭痛です。全体の１%にも満たないとされています。

■機能性頭痛

原因がはっきりしない頭痛です。ほとんどの慢性頭痛は、これにあたります。

機能性頭痛の分類

- **緊張性頭痛**：後頭部の鈍痛で、慢性頭痛のなかで最も高頻度に起こります。仕事やストレスなどで頸部や肩周辺の**筋緊張**が持続すると出現します。午後から**夕方**に症状が出ることが多く、**肩こり**を伴っています。運動、入浴、**リラクセーション法**が効果的です。
- **片頭痛(偏頭痛)**：**片側性**の**拍動性**の疼痛《とうつう》が特徴で、発作性に反復します。嘔気《おうき》、羞明《しゅうめい》、音過敏などを伴い、顔を下に向けると増強するのが特徴です。頭皮内の血管の**拡張**が原因です。女性に多く、性周期と関係があるとされています。頸部の冷罨法で血管を収縮させると症状が和らぎます。
- **群発頭痛**：眼の奥や眼の周囲に片側性で持続的な激しい痛みが出現します。ある時期に集中して発作が頻発するのが特徴です。眼周囲の自律神経症状も伴います。頻度は少ないですが、男性に多い傾向があります。原因は眼の後ろを通っている血管が拡張して炎症を引き起こしているためと考えられています。

ミニ情報 二日酔いや妊娠時にも頭痛が出現することがある。

✓いますぐチェック！

	問題	解答
Q1	片頭痛（偏頭痛）には肩こりを伴う	× 肩こりを伴うのは、頸部や肩周辺の筋緊張が原因で起こる緊張性頭痛である
Q2	緊張性頭痛の原因は脳にある	× 緊張性頭痛は、頸部や肩周囲の筋緊張によることが多い
Q3 重要	緊張性頭痛では頭皮内の血管が拡張する	× 血管が拡張するのは片頭痛で、拍動性の痛みが特徴である
Q4	脳腫瘍は強い痛みを発する	× 脳腫瘍自体は痛みを発しない。てんかん発作や頭蓋内圧亢進症状がみられる
Q5 頻出	クモ膜下出血では、激しい頭痛が生じる	○ 脳動脈瘤《りゅう》の破裂で起こり、ハンマーで叩かれたように痛む
Q6	被殻出血では頭痛とともに半身の運動・感覚麻痺が出現する	○ 頭痛とともに意識障害も出現する
Q7	群発頭痛は頭の各部に多発する頭痛である	× 眼の周囲などに生じ、ある期間に発症が集中する
Q8	食品で頭痛が起こることがある	○ 二日酔いでは、アセトアルデヒドにより頭痛が生じる

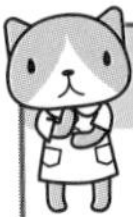

合格ゲットの+α　関連事項

機能性頭痛

検査をしてもはっきりと原因が分かりません。そこで患者に、いつ、どんなときにどのように頭痛が出現するのか数日間～数週間記録してもらいます。その情報が診断に役立ちます。

A. 主要な症状と徴候 -V

CHECK

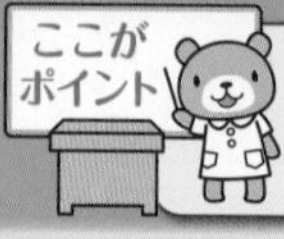

咳嗽、喀痰、吐血、下血、喀血やその随伴症状は、呼吸器や消化器の異常部位、異常の程度を判断するための重要な情報である。

咳嗽・喀痰

■咳嗽

咳嗽《がいそう》やくしゃみは、鼻腔や気道内が刺激されることで生じる防御反射で、鼻腔や気道内の分泌物や異物が除去されます。

- 乾性咳嗽：喀痰《かくたん》を伴わない咳嗽です。間質性肺炎、がん性リンパ管症などで認められ、多くは呼吸困難も伴います。
- 湿性咳嗽：喀痰の喀出を伴う咳嗽です。

■喀痰

- 喀痰は、気管、気管支の粘膜からの分泌物を主とします。
- 肺水腫では、ピンク色の泡沫《ほうまつ》状の喀痰を示します。
- 肺炎球菌性肺炎では、鉄さび色の粘稠《ねんちゅう》性の痰を喀出します。
- 誤嚥による肺化膿症では、腐敗臭のある痰を伴います。
- 気管支喘息では、粘液漿液《しょうえき》性痰を伴います。
- 気管支拡張症では、大量の痰が喀出《かくしゅつ》され、蓄痰すると上から泡沫粘液層、粘液膿層、純膿層の三層に分かれます。
- 血痰は、肺炎、肺がん、気管支拡張症、気管支炎、肺水腫、肺結核などでみられます。

吐血・下血と喀血

■吐血・下血

- 吐血や下血は消化管からの出血が原因となります。
- トライツ靭帯より上部の消化管から大量に出血が起こると吐血、それ以外は肛門から血液が排泄され下血となります。

■喀血

- 気道からの出血で、泡沫を含む鮮紅色の血液を喀出します。

ミニ情報 喀血《かっけつ》や吐血では誤嚥《ごえん》を防ぐために顔を横に向ける。

✔いますぐチェック！

☑ Q1 重要	咳中枢は延髄にある	○ 肺などにある咳受容体への刺激→求心性神経→延髄の咳中枢→遠心性神経→咳
☑ Q2	間質性肺炎では乾性咳嗽がみられる	○ 間質性肺炎は肺胞壁や支持組織に炎症が生じる。乾性咳嗽が特徴的である
☑ Q3	湿性咳嗽では、水分の摂取を制限するようにする	× 水分の摂取や含嗽《がんそう》によって、喀痰の喀出を促すようにする
☑ Q4	気管支拡張症では、血痰や喀血がみられる	○ 気管支が円柱状や袋状になり、拡張した部分の浄化能力が低下する
☑ Q5 頻出	胃潰瘍《かいよう》の患者の吐血はコーヒー残渣《ざんさ》様である	○ 胃液内の塩酸によってヘモグロビンが塩酸ヘマチンに変化し、黒褐色を呈する
☑ Q6	一般的な下血はコールタール様の黒っぽい便となる	○ ヘモグロビンが腸内細菌によって酸化され黒っぽい便となる
☑ Q7	右心不全では咳嗽が起こりやすい	× 左心不全によって肺水腫が生じると咳嗽が起こりやすい。また、ピンク色の泡沫痰がみられる

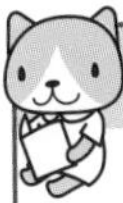

合格ゲットの+α　関連事項

胃潰瘍の吐血

少量であれば胃液内の塩酸の影響でコーヒー残渣様になりますが、吐血が急激でしかも大量になると、静脈血の色(暗赤色)になります。胃潰瘍による吐血は食物や胃液を含み、血液は薄められています。

A. 主要な症状と徴候 -Ⅵ

CHECK

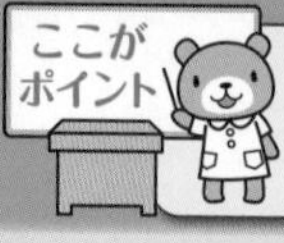

皮膚が青紫色になるチアノーゼの原因には、酸素化が障害される中心性チアノーゼと、末梢循環不全が原因の末梢性チアノーゼがある。

チアノーゼ

チアノーゼとは、毛細血管内の還元ヘモグロビンが5g/dℓ以上になり、皮膚や粘膜が青紫色になる状態です。

チアノーゼは、「中心性チアノーゼ」と「末梢性チアノーゼ」に分類されます。中心性は酸素化の障害で、動脈血の酸素飽和度が低下して起こります。末梢性は末梢の循環不全によって起こります。

■チアノーゼの分類

	中心性チアノーゼ	末梢性チアノーゼ
原　因	酸素化障害 ・肺のガス交換障害 （気道閉塞、肺水腫、肺塞栓など） ・心臓の異常 （ファロー四《し》徴《ちょう》症など） ・ヘモグロビンの異常 （メトヘモグロビン血症）	末梢循環不全 ・心機能障害 （心不全による心拍出量の低下） ・ショック ・動脈閉塞 （閉塞性動脈硬化症） ・静脈閉塞 （血栓性静脈炎、静脈瘤《りゅう》） ・温度による血管の変化 （寒冷による末梢血管の収縮） ・レイノー症候群
病　態	・動脈血酸素飽和度（SaO_2）の低下	・動脈血の酸素飽和度は正常 ・血流遅延のため、組織での酸素飽和度が低下
出現部位	口唇、口腔粘膜、爪床《そうしょう》	四肢末梢、顔面等

チアノーゼは多血症で現れやすく、ヘモグロビン自体が減少する貧血では現れにくいのが特徴です。

ミニ情報　中心性チアノーゼは温かい部分（舌・口唇）にも認められる。

いますぐチェック！

Q1	チアノーゼでは、酸化ヘモグロビンが増加する	×	チアノーゼは、還元ヘモグロビンが総量5g/dℓ以上に増加した状態である
Q2 頻出	酸化ヘモグロビンの増加でチアノーゼをきたす	×	還元ヘモグロビンの増加による
Q3	チアノーゼでは皮膚や粘膜が白っぽくなる	×	皮膚や粘膜が青紫色になる
Q4 重要	貧血ではチアノーゼが出現しにくい	○	貧血ではヘモグロビン数が絶対的に少ないため、現れにくい
Q5	CO中毒でチアノーゼがよくみられる	×	COと結びついたヘモグロビンは鮮紅色となる。チアノーゼは出現しない
Q6	ファロー四徴症では、動脈のSaO_2は正常である	×	右ー左シャントで動脈血の酸素化が障害されるため、SaO_2は低下する
Q7	窒息ではチアノーゼが出現する	○	急性換気不全では低酸素血症をきたし、チアノーゼが出現する
Q8	レイノー症候群では四肢末梢にチアノーゼが生じる	○	両手指に対称的に痛みやしびれ感を伴うことが多い

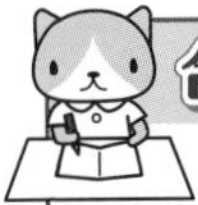

合格ゲットの＋α　関連事項

パルスオキシメーター

パルスオキシメーターは、動脈血の赤色の度合いから酸素飽和度を測定しています。COと結び付いたヘモグロビンは、O_2と結び付いた時以上に鮮やかなので、一酸化炭素中毒の場合、酸素飽和度は高値を示してしまいます。

A. 主要な症状と徴候 -Ⅶ

CHECK

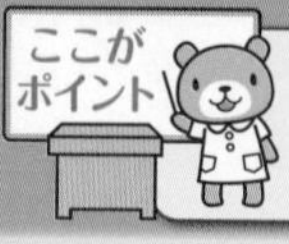

呼吸困難や異常呼吸の原因は、呼吸器や呼吸中枢だけでなく、心疾患や精神疾患などにもある。呼吸の型や随伴症状から、原因をさぐっていく。

呼吸困難

呼吸困難とは、息が苦しいなど、呼吸に関して苦痛を伴う症状で、呼吸に努力が必要な状態です。

■呼吸困難を呈する主な疾患

急性呼吸困難	胸部外傷、気管支喘息、肺水腫、肺梗塞《こうそく》、過換気症候群
慢性呼吸困難	COPD（慢性閉塞性肺疾患）、肺線維症、間質性肺炎

異常な呼吸パターン

呼吸パターン	パターンの特徴	主な疾患
クスマウル呼吸 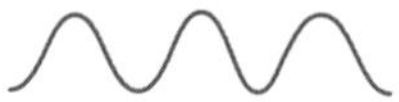	規則的な深くて遅い呼吸	• アシドーシス（糖尿病性・尿毒症）
チェーン-ストークス呼吸 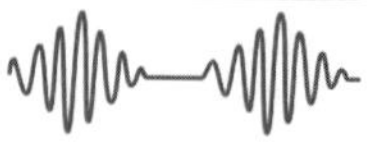	次第に深くなり、そして、次第に浅くなる呼吸と、無呼吸を繰り返す	• 呼吸中枢の障害（両側大脳皮質下、間脳） • うっ血性心不全
ビオー呼吸 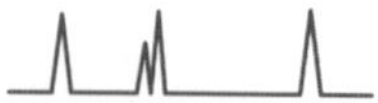	数回の深い呼吸の後、無呼吸状態になる。呼吸の深さと速さに規則性はない	• 呼吸中枢の障害（延髄）

■起座呼吸

- 肺水腫の呼吸困難：上体を起こして呼吸することで、心臓への血液還流量が減少し、呼吸が楽になります。
- 気管支喘息の呼吸困難：横隔膜が下がって、呼吸面積が広がり、呼吸が楽になります。

ミニ情報 慢性閉塞性肺疾患（COPD）患者の酸素吸入は、低流量から実施する。

いますぐチェック！

Q1 頻出	呼吸困難がある患者の安楽な体位は、ファウラー位である	○	ファウラー位や起座位で呼吸をすると楽である
Q2	呼吸困難は、呼吸器以外の疾患でも起こる	○	心不全やアナフィラキシーでも生じる
Q3	不安が原因で呼吸困難になることがある	○	過換気症候群やパニック障害などで起こる
Q4	呼吸困難では、必ず呼吸性アシドーシスを伴う	×	過換気症候群ではアルカローシスとなる
Q5 重要	気管支喘息は吸気が障害される	×	気管支喘息は、呼出が障害される閉塞性換気障害である
Q6	脳ヘルニアの徴候として、頻呼吸がみられる	×	脳ヘルニアによって延髄の呼吸中枢に障害が及ぶと、ビオー呼吸がみられる
Q7	頭蓋内圧亢進時には、チェーン-ストークス呼吸が観察される	○	呼吸と無呼吸との周期が規則的な呼吸パターンとなる。経過によっては、ビオー呼吸となることもある
Q8	糖尿病性昏睡ではクスマウル呼吸が現れる	○	増加する酸性のケトン体の緩衝でCO_2が大量に生じる。このCO_2濃度を下げるため、深い呼吸になる

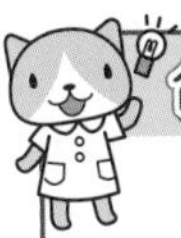

合格ゲットの+α　重要語句

閉塞性換気障害と拘束性換気障害

閉塞性換気障害は息を吐きにくい障害で、COPDや喘息が該当します。拘束性換気障害は息を吸いにくい障害で、原因として間質性肺炎や胸水貯留などがあります。

A. 主要な症状と徴候 -Ⅷ

CHECK ✓ ✓

不整脈には頻脈性と徐脈性があり、治療を必要としないものから、一刻も早く適切な治療を必要とするものまでさまざまである。

不整脈

- 不整脈とは、心拍数やリズムが一定でない状態をいいます。
- 不整脈は、全く治療を要しないものから、心疾患に伴って現れてくるもの、放置すれば死に至る重篤なものまでさまざまです。

■不整脈の分類

不整脈は、**刺激生成の異常**によるものと、**刺激伝導の異常**によるものに大別されます。

■不整脈の原因

心臓弁膜症や冠動脈疾患などの心疾患、バセドウ病などの内分泌疾患、貧血、ストレス、嗜好品（カフェイン、アルコール）などがあります。

■不整脈の分類

	刺激生成の異常	刺激伝導の異常
頻脈性	洞性頻脈、心房細動、心室細動、期外収縮、心室性頻拍など	WPW症候群
徐脈性	洞不全症候群	脚ブロック、房室ブロック

AED（自動体外式除細動器）適用の心電図波形

不整脈の発作時は心電図の波形に反映されます。

- **心室細動**：心停止の危険性が最も高い心電図

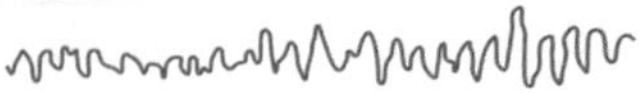

- 心室性期外収縮（R on T型）：間もなく心室細動に移行

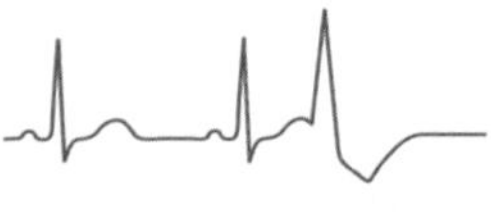

ミニ情報 心房細動では心房内に血栓ができやすい。

いますぐチェック！

Q1 重要 下記の心電図では、心マッサージを必要とする 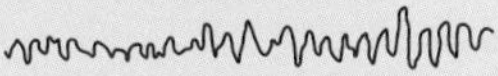	○ 心室細動を表している。心室が細かく震え、ポンプ機能は失われている。電気的除細動や心マッサージの適応となる
Q2 頻出 期外収縮は、電気的除細動の適応となる	× R on T型は心室細動に移行しやすいが、ほとんどの期外収縮は電気的除細動の適応外である
Q3 心電図に示される心拍数は、脈拍数と同じか多いという関係にある	○ 脈拍は心拍が有効なポンプとして機能しているときのみ触れるため、心拍数≧脈拍数となる
Q4 頻出 徐脈性不整脈では、失神が起こりやすい	○ 徐脈では、心拍出量が著しく低下し、脳への血流が減るため、失神がみられる
Q5 徐脈性不整脈とは、1分間の心拍数が45回未満の不整脈をいう	× 徐脈性不整脈は心拍数が60回/分未満のものをいう
Q6 心房細動では、血栓が形成されやすい	○ 血栓が形成され、脳塞栓となるのを防ぐため、抗凝固薬を使用する
Q7 ジギタリスの中毒症状として不整脈がある	○ 房室ブロックなどの不整脈が出現しやすい

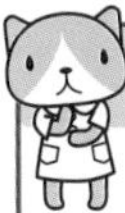

合格ゲットの+α

頻出テーマ

ペースメーカー

高度の徐脈性不整脈で、薬物では十分な治療効果が得られず、アダムス・ストークス発作（失神発作）を起こす場合などに適応になります。ペースメーカー本体は前胸部皮下に植え込み、リードを心臓内に挿入します。

A. 主要な症状と徴候 -Ⅸ

CHECK

ここがポイント　腹痛の原因はさまざまであり、痛み方や部位、随伴症状などから原因を明らかにしていく。筋性防御は腹膜炎の徴候であり、緊急を要する。

腹痛

腹痛は腹部に痛みを感じる状態で、さまざまな疾患が原因となります。

■腹痛の現れ方

痛み方	疾　患
疝痛《せんつう》（発作性の激しい腹痛）	胃けいれん、胆石・尿管結石など
放散痛（病変臓器により、ほかの部位が痛む）	胃けいれんや胆石による、背中の痛みなど
鈍痛（持続的な鈍い痛み）	胃炎、腸炎、がんなど
突発的な激しい痛み	腹部臓器の穿孔《せんこう》・破裂・捻転《ねんてん》など

■腹痛の部位

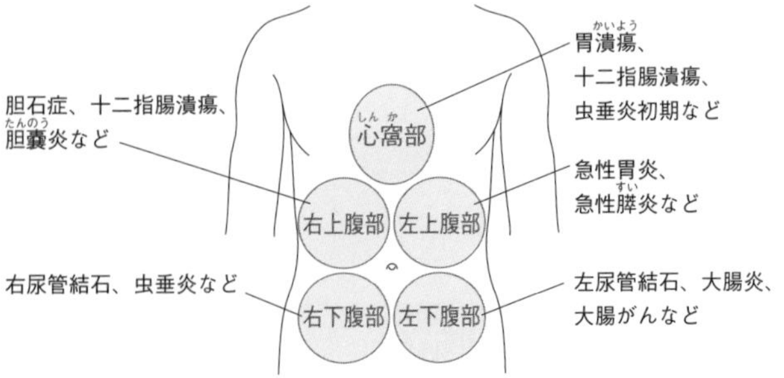

腹部膨満

腸内ガス·腹水の貯留、イレウスなどで腹部膨満が生じます。腹部膨満が認められた場合は、打診の音や波動の伝わり方で腹水があるかをアセスメントします。

ミニ情報　腹痛は生殖器、泌尿器、循環器の異常でも生じる。

いますぐチェック！

☑ Q1 頻出	十二指腸潰瘍は空腹時の腹痛を特徴とする	○	食後に痛む場合は胃潰瘍の可能性がある
☑ Q2	心窩部痛は、腹腔内臓器の疾患のみが原因となって起こる痛みである	×	心筋梗塞などの心疾患の関連痛として感じられることもある
☑ Q3	胆石の疝痛発作は、右季肋部に生じる	○	胆石症は、脂肪食で発作を誘発しやすい。心窩部に痛みを生じることも多い
☑ Q4	急性膵炎の痛みはアルコール多飲によって誘発される	○	アルコールによって胃液や膵液が大量に分泌され発症する
☑ Q5	女性の場合、激烈な下腹部痛は子宮外妊娠の可能性がある	○	女性に特有の下腹部痛として、ほかに、卵巣出血、子宮内膜症などがある
☑ Q6	尿管結石の関連痛は、下腹部にみられる	○	背部叩打痛という疝痛発作がみられるほか、下腹部に関連痛がみられる
☑ Q7	イレウスでは、通過障害の部位よりも肛門側にガスの貯留がみられる	×	通過障害部位より口側にガスや消化液がたまり、腹部膨満が出現する
☑ Q8 重要	急性腹膜炎では、筋性防御がみられる	○	腹腔内に炎症があると、炎症部分の腹壁が反射的に硬くなる（筋性防御）

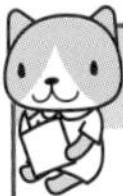

合格ゲットの＋α　関連事項

疝痛

さしこむような痛みのことで、中空の臓器（胃、腸、胆管、尿管）の壁を作る平滑筋が、結石などを排出しようとして異常収縮して起こります。痛みは深在性で、周期的に反復します。胆石や尿管結石などでみられます。

A. 主要な症状と徴候 -X

CHECK

嘔吐は、さまざまな経路で嘔吐中枢が刺激されることで生じる。嘔吐の様子や吐物の内容から、原因を推測することが可能である。

嘔吐

嘔吐は、食道、胃、横隔膜などによる一連の反射運動です。延髄にある嘔吐中枢の刺激によって起こります。

嘔吐中枢は、化学受容器引金帯（chemoreceptor trigger zone、CTZ）と呼ばれる場所を経由して刺激されると悪心（心窩部や前胸部に起こるムカムカとする不快感）を感じ、その刺激が閾値を超えると嘔吐が起きます。一方、嘔吐中枢が直接に刺激された場合は、悪心を伴わずに嘔吐が起こります。

■嘔吐の原因

- 消化器疾患：自律神経を介して、刺激が嘔吐中枢に伝わります。
- 頭蓋内圧亢進症状（脳腫瘍《しゅよう》、クモ膜下出血など）
- 心因性：大脳皮質への刺激が嘔吐中枢にも伝わります。
- 乗り物酔い（前庭器官への刺激）
- 薬物（抗がん剤など）、毒物（細菌の毒素など）

■嘔吐の観察

- 胆汁が嘔吐に混入している場合は、吐物は緑色になります（胃酸により、黄褐色の胆汁が酸化され、緑色になる）。
- 茶褐色、コーヒー残渣《ざんさ》様のものを含む場合は、消化器の潰瘍が疑われます。
- 鮮血を含む場合は、重大な消化器の損傷が疑われます。
- 噴水様に嘔吐する場合は、幽門狭窄《きょうさく》症や頭蓋内圧亢進が考えられます。

■嘔吐時の対応

臥床《がしょう》患者の嘔吐では、気道に入らないよう側臥位《そくがい》にします。背中をさすり、嘔吐物の除去と含嗽を行ったのち、水や電解質の補給をします。

ミニ情報 嘔吐時は声門や軟口蓋などが閉じ、吐物の気道への逆流を防ぐ。

いますぐチェック！

問題		解答
Q1 頻出 胆汁が混入していることを示す吐物の色は黄褐色である	×	胆汁は本来、黄褐色であるが、胃酸で酸化されると緑色になる
Q2 幽門狭窄では、噴水様嘔吐がみられる	○	幽門狭窄では、胆汁成分を含まない噴水様の嘔吐がみられる
Q3 消化不良では、消化管刺激が自律神経を介して嘔吐中枢に伝わる	○	消化管からの刺激が求心性迷走神経を刺激する
Q4 脳出血では中枢性嘔吐が生じる	○	出血が、嘔吐中枢を直接機械的に刺激し、嘔吐が起こる
Q5 食道静脈瘤《りゅう》は嘔吐を生じさせる	×	食道静脈瘤の段階では、通常、無症状。破裂すると血液が溜まり、嘔吐が起こる
Q6 頻出 臥床患者の嘔吐直後の対応として、患者の腹部をマッサージする	×	嘔吐したものが気道に入らないように、まずは側臥位にする
Q7 重要 嘔吐のある患者の看護では、脱水のアセスメントをする	○	水分の喪失により、脱水の可能性がある
Q8 抗がん剤投与経験者は、治療を思い出すだけで嘔吐することがある	○	嘔吐の辛い記憶が嘔吐中枢を刺激する

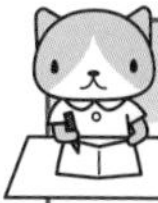

合格ゲットの＋α　関連事項

大量嘔吐による症状

嘔吐で胃液を大量に失うと、クロール（Cl^-）が減少して低クロール血症になり、水素イオン（H^+）を失うことで代謝性アルカローシスに傾きます。また、脱水が重度の場合は循環血液量減少性ショックに陥ります。

A. 主要な症状と徴候 -XI

CHECK ✓ ✓

下痢や便秘は、腸管内の内容物の問題と、腸蠕動の異常の双方から考え、原因に応じた対策を検討していく必要がある。

下痢

下痢とは、水分の多い、無形の便が頻回に排出される状態のことをいいます。大量の下痢によって、脱水や電解質異常が生じます。

■下痢の発生機序

分泌性下痢	腸管内に分泌される水分や消化液の過多
滲出性《しんしゅつ》下痢	腸管の粘膜での水分の吸収力低下
浸透圧性下痢	腸管内に高浸透圧物質が存在
腸管運動性下痢	腸管の蠕動《ぜんどう》運動亢進→消化されない

便秘

便秘とは、大腸内に糞便が長く停滞した状態のことをいいます。

■便秘の原因別分類と対策

便秘は、**器質性便秘**と**機能的便秘**に分けられます。器質性便秘は大腸の疾患や形態異常が原因です。機能性便秘は大腸のはたらきの異常が原因で起こります。

便秘の分類		原　因	対　策
器質性便秘		イレウス、腫瘍《しゅよう》などによる腸管狭《きょう》窄《さく》	原疾患の治療
機能性便秘	弛緩性便秘	蠕動運動の低下、腹筋の筋力低下 高齢者や妊産婦、長期臥床者に多い	水分、食物繊維の摂取、運動
	けいれん性便秘	ストレスで大腸がけいれんし、正常な蠕動が妨げられる	リラックス
	直腸性便秘	便意を習慣的に抑制することで、便意を感じにくくなる	便意を感じたらすぐに排泄する

ミニ情報 下剤や浣腸、座薬の常用は、直腸性便秘の原因になる。

いますぐチェック！

Q1 重要	頻回の下痢によって、水分や電解質が失われ、脱水が生じる	○	水分や電解質の補給が必要。口から水分を摂ることが難しければ点滴で補液する
Q2	下痢の場合、脂肪を摂るように食事指導を行う	×	脂肪は刺激が多く、下痢を悪化させる
Q3	腸の蠕動運動の亢進によって下痢になることがある	○	腸管運動性下痢といい、蠕動運動の亢進で消化不良となり起こる
Q4	乳糖不耐症では、浸透圧性下痢が起こる	○	ラクターゼが欠損する乳糖不耐症では乳糖を分解できず、浸透圧性下痢が生じる
Q5	イレウス、腫瘍などによって弛緩性便秘が生じる	×	器質性便秘が生じる
Q6	排便の意識的な抑制から弛緩性便秘が生じる	×	便意を習慣的に抑制することで、便意を感じなくなるのは直腸性便秘である
Q7 頻出	弛緩性便秘の患者には、食物残渣《ざんさ》の少ない食品をすすめる	×	食物繊維は、腸管を刺激して排便を促す
Q8 頻出	リラクセーション法が効果があるのは、けいれん性便秘である	○	リラクセーション法により副交感神経の活動を優位にすることで、改善する

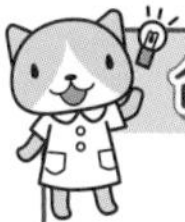

合格ゲットの＋α　関連事項

便秘の原因となる薬剤

モルヒネなどの鎮痛薬、制酸剤、抗コリン薬、抗うつ薬などは便秘の原因になります。特にモルヒネは便秘が必発です。原因は腸管の運動低下、腸液分泌量の低下などで、排便コントロールが必要になります。

A. 主要な症状と徴候 -Ⅻ

CHECK

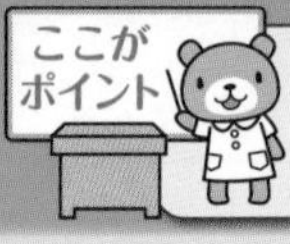

尿量や排尿回数の異常は、尿の生成・排泄経路や、尿の生成・排泄を調節する神経やホルモンの異常によっても生じる。

乏尿・無尿・頻尿・多尿

■成人の正常尿

尿　量	1,000～1,500mℓ/日
色	淡黄色、透明
pH	5.0～7.0（弱酸性）
尿比重	1.005～1.030

■乏尿

- 400mℓ/日以下
- 尿量が少ないと、尿素やクレアチニンなどを十分に排泄することができないため、高窒素血症などを起こします。

■無尿

- 100mℓ/日以下(**尿が全く生成されないことではない**)
- 腎機能不全により、尿毒症に進展します。
- 状態により、輸液や利尿剤投与・透析を行います。

■尿閉

尿は生成されていますが、排泄ができなくなった状態です。神経因性膀胱や尿路閉塞などで生じます。放置すると、水腎症に進展します。カテーテルによる導尿が必要です。

■頻尿

- 10回/日以上(**多尿のことではない**)
- 原因として、前立腺肥大症、膀胱炎などがあります。

■多尿

- 2,500mℓ/日以上
- 原因として、尿崩症、糖尿病、腎機能の低下などがあります。
- 低ナトリウム、低カリウムに注意します。

ミニ情報 無尿患者への輸液は、原則カリウムを含まないものとする。

✔いますぐチェック！

☑ Q1 頻出	成人の乏尿の基準は100mℓ/日以下である	× 400mℓ/日以下である
☑ Q2 重要	無尿は、尿の排出が1日中みられない状態をいう	× 無尿は、尿の排出が100mℓ/日以下の状態をいう
☑ Q3	多尿は、排尿回数が10回/日以上の状態をいう	× 多尿ではなく、頻尿である
☑ Q4	尿閉は、尿が生成されていない状態である	× 尿は生成されているが、排泄障害により、膀胱に尿が貯留したままの状態である
☑ Q5	高血糖では浸透圧利尿から多尿になる	○ 高血糖では、多くのブドウ糖によって原尿の浸透圧が上昇し、多尿となる
☑ Q6	尿崩症は、バソプレシンの分泌低下で起こる	○ 尿崩症は、バソプレシンの分泌低下や作用不足で起こり、水の再吸収が低下し多尿になる
☑ Q7	膀胱炎では乏尿となる	× 膀胱粘膜が細菌感染で敏感になり、刺激されて頻尿となる
☑ Q8	前立腺肥大症では、重症化すると尿閉となる	○ 尿道の周囲の内腺が肥大し、尿道が圧迫され排尿困難、尿閉となる

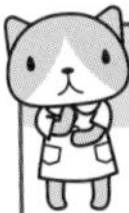

合格ゲットの+α　関連事項

神経因性膀胱

広汎子宮全摘術や腹会陰式直腸切除術では、排尿をコントロールする骨盤神経や陰部神経を傷つけてしまいます。その結果、尿意を感じにくくなったり尿閉が生じたりします。この場合、用手排尿や自己導尿で対応します。

A. 主要な症状と徴候 -XIII

CHECK ✓ ✓

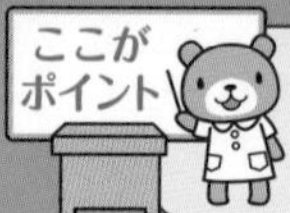

浮腫は、水分が血管から溢れてしまう場合と、リンパ管の障害で組織液を回収できない場合とに大別される。

浮腫

浮腫《ふしゅ》とは、組織間液が異常に増加した状態のことです。発症部位から、全身性浮腫と局所性浮腫とに分けられます。また、原因には、「血管内圧の上昇」、「血漿膠質《けっしょうこうしつ》浸透圧の低下（低タンパク血症）」、「リンパ管の循環障害」、「血管透過性の亢進」などがあります。

■浮腫の主な発生原因

	発生原因	病　態
全身性浮腫	血管内圧の上昇	心性浮腫（うっ血性心不全）、 腎性浮腫（腎不全）
	血漿膠質浸透圧の低下	腎性浮腫（ネフローゼ症候群）、 肝性浮腫（肝硬変、低栄養状態）
局所性浮腫	血管内圧の上昇	静脈性浮腫（静脈血栓性静脈炎）
	リンパ管の循環障害	リンパ性浮腫（乳がん術後の患側肢の浮腫）
	血管透過性の亢進	熱傷、外傷、アレルギー反応

■そのほかの浮腫

- 内分泌性浮腫：甲状腺機能低下症、月経前浮腫、更年期性浮腫、ホルモン剤使用など。
- 妊娠時浮腫：胎盤機能や副腎機能の亢進により、アルドステロン等の分泌が増加します。腎機能の低下も加わります。

■看護

- 塩分や水分を制限し、利尿薬使用時は水分出納に注意します。また、衣類や寝具による皮膚への圧迫を避け、皮膚の清潔を保ちます。

ミニ情報 肝硬変の腹水は、低タンパク血症と門脈圧亢進で起こる。

✔いますぐチェック！

	問題		解説
Q1 頻出	全身性浮腫では、体重が増加する	○	組織間に水分が貯留して､体重が増加する
Q2	打撲は、一般に、全身性浮腫である	×	血管透過性亢進が原因の局所性浮腫である
Q3 重要	低栄養状態で浮腫が生じる	○	低アルブミン血症では膠質浸透圧が低下し、浮腫が生じる
Q4	肝硬変では浮腫を生じない	×	アルブミンの合成が阻害され、低タンパク血症になり、浮腫となる
Q5	毛細血管透過性の低下により浮腫が生じる	×	毛細血管透過性の亢進により浮腫が生じる
Q6	リンパ節を切除すると、全身性浮腫が生じる	×	リンパ還流が阻害されて、局所性浮腫を生じる
Q7	熱傷による浮腫は、血管透過性の亢進による	○	熱により、血管にあいた小さな穴が広がり、水分が滲み出て浮腫が生じる
Q8	圧迫痕による浮腫の程度の観察は、脛骨部で行う	○	下腿脛骨稜部を指圧することで行う
Q9	浮腫の食事療法では、塩分と水分を制限する	○	浮腫を悪化させないよう制限する

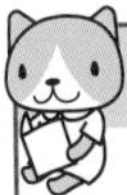

合格ゲットの+α　関連事項

膠質浸透圧の低下

アルブミンが水を引きつける力を膠質浸透圧といいます。飢餓や肝硬変、ネフローゼ症候群などで血中アルブミン濃度が低下すると、血管外に水分が漏出して全身性浮腫が生じます。

A. 主要な症状と徴候 -XIV

CHECK

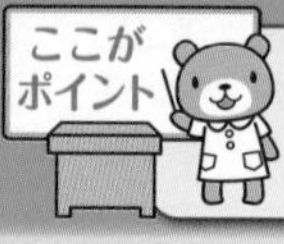

貧血の一般症状として、頻脈、動悸、息切れがある。原因として、造血機能の問題、赤血球の材料の不足、赤血球の破壊の亢進が考えられる。

貧血

■血色素量(ヘモグロビン濃度)の正常値

男性で14〜18g/dℓ、女性で12〜16g/dℓ

■貧血の定義(WHO基準)

- ヘモグロビン値：成人男性13g/dℓ以下、成人女性12g/dℓ以下、妊婦・幼児11g/dℓ以下。
- 症状：眼瞼《がんけん》結膜蒼白、顔面蒼白、動悸・息切れ、めまい、頭痛、易疲労感《いひろうかん》など。

貧血の分類

分　類	主な原因	主な症状	治療と看護
鉄欠乏性貧血 (小球性低色素性)	鉄の欠乏 (月経過多、消化管潰瘍《かいよう》、子宮筋腫、妊娠、ダイエット)	酸素の運搬能低下 (スプーン状爪、口角炎、動悸、全身倦怠感)	鉄剤の経口投与、ビタミンCの補給
巨赤芽球《きょせきがきゅう》性貧血 (大球性正色素性)	〔悪性貧血〕 胃の内因子欠乏によるビタミンB_{12}の吸収障害	ビタミンB_{12}欠乏症状として、ハンター舌炎、しびれ感	ビタミンB_{12}欠乏で、ビタミンB_{12}製剤を非経口的投与
再生不良性貧血 (正球性正色素性)	原因不明、放射線、抗がん剤	感染症、出血	骨髄移植、免疫抑制剤
溶血性貧血 (正球性正色素性)	〔自己免疫性〕 血球に対する自己抗体が赤血球を破壊	軽度の黄疸《おうだん》、脾腫《ひしゅ》	副腎皮質ステロイド薬、免疫抑制薬、脾臓摘出

ミニ情報 時間をかけて貧血になった場合は、無症状であることが多い。

✓いますぐチェック！

☑ Q1 頻出	鉄欠乏性貧血では徐脈がみられる	×	酸素の運搬能の低下を補うために心拍数が増え、頻脈になる
☑ Q2	妊娠後期には、鉄欠乏性貧血になりやすい	○	妊娠後期は鉄需要が増大するため起こる
☑ Q3	胃の切除後は貧血を発症する	○	胃の切除で内因子が欠乏、ビタミンB_{12}の吸収障害で巨赤芽球性貧血をきたす
☑ Q4	悪性貧血は巨赤芽球性貧血の一種である	○	悪性貧血は、胃粘膜からの内因子の分泌低下によるビタミンB_{12}の吸収障害である
☑ Q5 重要	再生不良性貧血は易《い》感染《かんせん》がみられる	○	骨髄低形成による汎血球減少を主な特徴とし、易感染や出血傾向がある
☑ Q6	溶血性貧血では、直接ビリルビン上昇が生じる	×	間接ビリルビンが上昇し、軽い黄疸がみられる
☑ Q7	グリコヘモグロビン(HbA1c)は貧血の指標となる	×	過去1～2か月の血糖の状態の指標となる
☑ Q8	ヘモグロビン値10g/dℓ以下は貧血である	○	成人男性13g/dℓ以下、成人女性12g/dℓ以下、妊婦・幼児11g/dℓ以下は貧血である

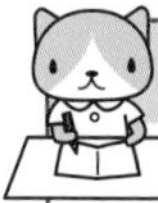

合格ゲットの+α　関連事項

溶血性貧血

赤血球は120日経つと脾臓で破壊されます。脾臓の機能が亢進したり、赤血球を破壊する自己抗体ができたりすると、血液の破壊（溶血）が進んで溶血性貧血になります。この時、赤血球内の間接ビリルビンが上昇します。

A. 主要な症状と徴候 -XV

CHECK

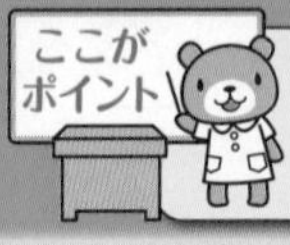

睡眠障害には、眠れない、眠りすぎる、睡眠覚醒リズムが乱れるなどの種類がある。体内時計の仕組みを知り、睡眠を誘発するような援助が必要になる。

睡眠と体内時計のリズム

- 睡眠・覚醒リズム：視床下部の視交叉《しこうさ》上核にある体内時計がコントロール。体内時計には約25時間のサーカディアンリズムがあります。
- 覚醒リズムの調整：朝の日光照射が、約25時間のサーカディアンリズムを24時間にリセットします。
- 睡眠リズムの調整：夕方になると松果体《しょうかたい》からメラトニンが分泌され、体温が低下し、眠気が生じます。

■入浴と睡眠

熱めの風呂は交感神経を興奮させ、目が覚めてかえって眠れなくなるため、ぬるめの風呂にゆっくりつかるようにします。その後、体が冷えていくに従って、眠気が生じます。

■レム睡眠とノンレム睡眠

レム睡眠は、身体は眠っているが脳は覚めている状態で、ノンレム睡眠は深い睡眠です。レム睡眠とノンレム睡眠が交互に起こりますが、この睡眠周期は約90分とされていて、レム睡眠のときに起床すると目覚めがいい状態になります。

睡眠障害

熟睡できない、夜中にたびたび目が覚める、なかなか寝つけない、いつも眠い、など、睡眠の量・質・パターンについて問題を有することを睡眠障害といいます。環境の調整を行い、リラックスできるよう援助を行います。

■主な睡眠障害

入眠障害、熟眠障害、早朝覚醒、睡眠時無呼吸症候群（SAS）

ミニ情報 睡眠によって成長ホルモンが分泌される。

いますぐチェック！

Q1	サーカディアンリズムにはメラトニンが関与している	○	メラトニンの分泌は光によって抑制され、夜間に促進される
Q2 頻出	朝早く覚醒してしまい、その後、再入眠できないものは入眠障害である	×	早朝覚醒である。就眠時に入眠するのに時間がかかるのが入眠障害
Q3	睡眠時間は十分なのに、深く眠ったように感じられないものを熟眠障害という	○	眠りが浅いときに感じ、中途覚醒が原因となることも多い
Q4	睡眠相後退症候群〈DSPS〉では、望ましい時刻に起床することが困難になる	○	夜型の生活で起こり、若年者に多い
Q5	睡眠時無呼吸症候群は、痩せている人に多い	×	睡眠時に呼吸停止や低呼吸になる疾患で、肥満や扁桃肥大があると生じやすい
Q6	ナルコレプシーは、日中、場所や状況を選ばず起きる強い眠気発作を主症状とする	○	未治療で機械や自動車の運転中に発作が起きると、重大な事故につながる
Q7	アルコールは睡眠障害を緩和する	×	アルコールは寝付きをよくするが、眠りを浅くする
Q8 重要	よく眠るためには、就寝前に熱めの風呂に入るとよい	×	熱めの風呂は交感神経を興奮させ、かえって目が覚める。ぬるめの風呂がよい

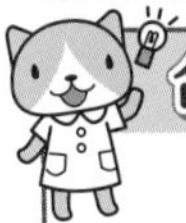

合格ゲットの＋α　関連事項

レム睡眠

脳が覚めている浅い眠りで、睡眠の後半に多く現れます。レム睡眠では、覚醒時に脳に入った情報を整理しています。そのため、レム睡眠の割合は、生まれて間もない乳児が最も多く、年齢を追うごとに減少していきます。

A. 主要な症状と徴候 -XVI

CHECK

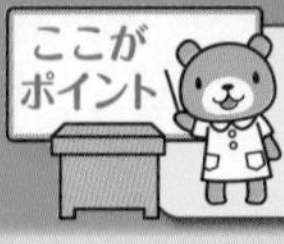

運動麻痺の部位や程度は、運動神経の経路のどこが障害されるかで変わってくる。また性質によって痙性麻痺と弛緩性麻痺に分類される。

運動麻痺

運動神経系が障害されると、骨格筋を随意《ずいい》的に動かすことができなくなります。これが運動麻痺です。

■程度による分類

- 骨格筋の随意運動が全く失われたものを完全麻痺、麻痺が部分的だったり不完全だったりするものを不全麻痺といいます。
- 上位運動ニューロンの障害によるものを痙性麻痺（中枢性麻痺）、下位運動ニューロンの障害によるものを弛緩性麻痺（末梢性麻痺）といいます。

■分布による分類

種　類	障害部位	麻痺の部位
単麻痺	大脳皮質の局所、末梢神経の障害	片側上肢または下肢
片麻痺	大脳皮質から中脳の手前までの上位ニューロン	障害部と反対側の上下肢や顔面。最も多い
交代性片麻痺	中脳から延髄までの障害	障害部と反対側の上下肢、障害と同じ側の顔面
対麻痺	胸髄・腰髄損傷	両側下肢
四肢麻痺	頸髄《けいずい》損傷	両側上下肢

■運動麻痺の種類

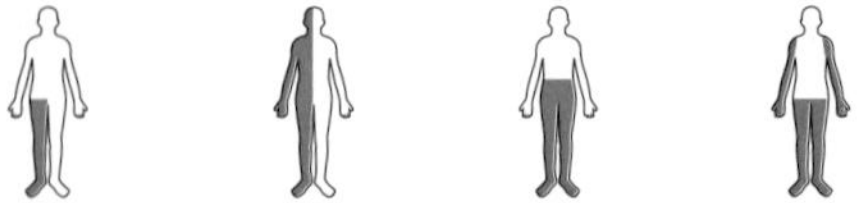

単麻痺　片麻痺　対麻痺　四肢麻痺

麻痺の程度を判断するのに、徒手筋力テスト（MMT）が使われます。

ミニ情報 脊髄損傷は痙性麻痺、橈骨神経損傷は弛緩性麻痺になる。

いますぐチェック！

Q1	痙性麻痺は中枢性麻痺である	○	上位運動ニューロンの障害による麻痺である
Q2	弛緩性麻痺は中枢性麻痺である	×	弛緩性麻痺（末梢性麻痺）は、下位運動ニューロンの障害による
Q3 頻出	被殻出血にみられる運動麻痺は、片麻痺である	○	被殻が出血すると、運動神経が密集して走る内包を圧迫し、片麻痺が生じる
Q4 重要	片麻痺は、障害部と同側の上下肢の麻痺である	×	片麻痺は、障害部と反対側の上下肢の麻痺である
Q5	対麻痺は、腰髄以下が障害されたときにみられる	×	胸髄以下が障害されたときにみられる
Q6	麻痺のある患者の更衣では健側から脱がせ、患側から着せる	○	患側から着せ、健側から脱がせる
Q7	四肢麻痺は、脳髄損傷時にみられる	×	四肢麻痺は、高位頸髄損傷時にみられる
Q8	麻痺の程度を判断するのに、徒手筋力テスト（MMT）が使われる	○	筋力を6段階で評価する
Q9	けいれんは、随意的な筋肉の収縮である	×	不随意に筋肉が激しく収縮することによって起こる

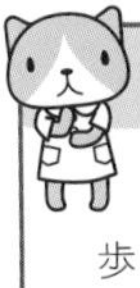

合格ゲットの＋α　関連事項

小脳のはたらき

歩く・階段を昇降するなど、特に意識しなくても、運動や姿勢のバランスが維持できるように調整し、一度覚えた運動を運動プログラムとして記憶しています。

B. 主要な疾患による健康障害（生活習慣病－Ⅰ）

CHECK

狭心症も心筋梗塞も、動脈硬化が原因で血管内腔が狭窄・閉塞して発症する。狭心症と心筋梗塞の症状・検査所見の違いを理解することが重要。

虚血性心疾患

■狭心症

冠状動脈の狭窄《きょうさく》・攣縮《れんしゅく》によって一過性に虚血状態になることです。労作時に冠状動脈の血流が不足して起こる労作性狭心症や、血栓形成による狭窄が原因の不安定狭心症があります。

■心筋梗塞《こうそく》

冠状動脈が閉塞し、心筋が虚血状態から壊死《えし》にいたります。

■原因

冠状動脈の動脈硬化が原因です。狭心症では、冠状動脈内にコレステロールなどが付着し、アテロームが形成されて内腔が狭くなっています。心筋梗塞の場合は、アテロームが高血圧などで破裂し、それを修復しようとして血栓が形成され、血管がふさがれてしまいます。

虚血性心疾患の症状

■狭心症

胸痛は一般に数分～15分以内です。冠状動脈を拡張させるニトログリセリンを舌下し、それでも痛みが消えにくい場合は心筋梗塞を疑います。心電図上はST低下が特徴的です。

■心筋梗塞

30分以上の胸痛が特徴で、ニトログリセリンは効果がなく、モルヒネを使用します。心電図上はST上昇が特徴的で、心筋の壊死とともに心筋細胞内のクレアチンキナーゼの血中濃度が上昇します。

ミニ情報 血流が一過性に不足するのが狭心症、心筋が壊死に至るのが心筋梗塞。

✔いますぐチェック！

☑ Q1	虚血性心疾患は生活習慣病である	○ 食習慣や運動不足などの生活習慣で動脈硬化となるため、生活習慣病である
☑ Q2 頻出	動脈硬化の危険因子として喫煙がある	○ 血管が炎症を起こしコレステロールが付着しやすくなる
☑ Q3 頻出	狭心症発作時に使用するのはニトログリセリンである	○ ニトログリセリンは舌下に服用。内服では、ほとんどが肝臓で分解されてしまう
☑ Q4	心筋梗塞の胸痛にはモルヒネを用いる	○ 心筋梗塞では、ニトログリセリンは無効で、胸痛の鎮痛にモルヒネを用いる
☑ Q5	心筋梗塞は大動脈が閉塞して起こる	× 冠状動脈の閉塞によって起こる
☑ Q6	冠攣縮性狭心症は、非発作時の血管径は細くない	○ 血管径は細くなく、発作的に冠動脈が収縮して発症する
☑ Q7 重要	運動時に症状が現れる狭心症を労作性狭心症という	○ 動脈硬化による器質的な狭窄である
☑ Q8 重要	クレアチンキナーゼ(CK)は、心筋梗塞の発症直後から上昇する	× CKは血清逸脱酵素で、心筋に多く分布し、心筋が壊死すると発症2～4時間後から血中に放出される

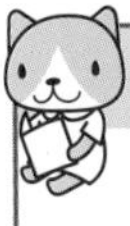

合格ゲットの+α　頻出テーマ

ニトログリセリン

冠状動脈を拡張させるだけでなく、全身の細動脈を拡張させるため、血圧が急激に低下し、立ちくらみや動悸が生じることがあります。予防として、立ったまま使わない、座るか横になって使用することが大切です。

B. 主要な疾患による健康障害（生活習慣病－Ⅱ）

CHECK

高血圧はほとんどが遺伝的要因と環境要因によって発症する。高血圧は動脈硬化を経て、虚血性心疾患や脳出血、腎不全などを引き起こす。

高血圧

■定義

収縮期血圧が140mmHg以上、または、拡張期血圧が90mmHg以上。

■高血圧の合併症

動脈硬化が進行し、血管の内腔が狭くなり、血栓が形成されやすくなります。血管は弱くなり、破綻しやすくなります。そのため、狭心症、心筋梗塞《こうそく》、脳出血、脳梗塞、腎不全が発症しやすくなります。

高血圧の種類と治療

■本態性（一次性）高血圧

原因が不明で、遺伝的要因と環境要因が複雑に絡んでいるとされています。環境要因として、過剰な食塩摂取、肥満、アルコール摂取、喫煙等があります。高血圧予防のためには、食塩摂取量を男性7.5g/日未満、女性6.5g/日未満（成人期）に抑えることが必要です。

■二次性高血圧

原因が分かっている高血圧を指します。原疾患として腎不全、甲状腺機能亢進症、褐色細胞腫、原発性・続発性アルドステロン症などがあります。

■治療

二次性高血圧は原疾患の治療が重要です。本態性高血圧は、生活習慣の改善が基本です。食塩の摂取量の制限（6g/日未満）、体重の適正化、適切な運動習慣の確立を促します。改善がみられない場合は降圧薬による薬物療法を行います。

ミニ情報 アルコールは適量であれば動脈硬化を抑制する効果がある。

いますぐチェック！

Q1 頻出	血圧値130/95mmHgは高血圧である	○	収縮期血圧140mmHg以上、または、拡張期血圧90mmHg以上のときが高血圧である
Q2	原因不明の高血圧を二次性高血圧という	×	原因不明の高血圧は本態性高血圧。原疾患があるものは二次性高血圧という
Q3	二次性高血圧よりも本態性高血圧の方が患者が多い	○	高血圧患者の約90%が本態性高血圧である
Q4 重要	高血圧は、心臓、脳、腎臓、眼等に血管障害を引き起こす	○	動脈硬化が進行し、心筋梗塞、脳出血等を引き起こす
Q5	腎不全では、血圧が低下する	×	尿の生成ができなくなると、血液量が増え、血圧が上昇する
Q6	続発性アルドステロン症では、高血圧と低カリウム血症がみられる	○	アルドステロンは腎臓でナトリウムの再吸収とカリウムの排泄を行っている
Q7	ACE阻害薬は高血圧の薬物治療に用いられる	○	レニン－アンギオテンシン系を抑制し、血管収縮を抑える
Q8	高血圧である患者の食事療法では、食塩摂取量を6g/日以下に制限すればよい	×	食塩制限だけでなく、脂肪、糖質、カロリーの制限も必要である

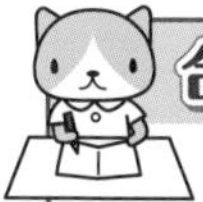

合格ゲットの＋α　関連事項

血圧

血圧は「心拍出量×末梢血管抵抗」です。心拍出量は心拍数と循環血液量の影響を受けます。これをもとに血圧上昇の原因を考えると、心拍数が増える病態、循環血液量が増える病態、末梢血管が硬くなる病態に整理できます。

B. 主要な疾患による健康障害（生活習慣病－Ⅲ）

CHECK ✓ ✓

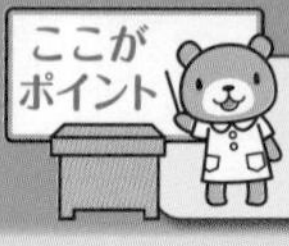

脳血管疾患には、脳内で出血する脳出血、クモ膜下腔で出血するクモ膜下出血、脳血管が詰まる脳梗塞などがある。主因は動脈硬化や高血圧である。

脳血管疾患

脳梗塞《こうそく》、脳出血、クモ膜下出血を脳血管疾患といいます。

脳血管疾患の種類

■脳梗塞

脳の動脈が閉塞し、その還流域が虚血状態になり、脳細胞が壊死《えし》して、機能障害が起こる病態です。MRIが早期診断に有用です。脳梗塞は、原因により、大きく2つに分かれます。

脳血栓症	動脈硬化によって、動脈壁に脂肪などが付着し、血管内腔が狭くなり、閉塞してしまう。ラクナ梗塞は脳の深部の細い動脈に血栓が生じる小さな梗塞のことで、日本人に多い
脳塞栓症	心疾患でできた血栓が脳動脈に流入して塞栓を起こすものが多い。脳梗塞の範囲は大きくなる。突発的に発症する

■脳出血

血管が破綻して、脳実質内に出血を起こします。原因の大部分は高血圧です。

CTは脳出血の早期診断に有効で、血腫《けっしゅ》は発症直後から高吸収域としてみえます。

■クモ膜下出血

突然に、ハンマーで殴られたような頭痛が後頭部等で起こります。これは、脳の血管が破綻してクモ膜下腔に出血したためです。高血圧による脳動脈瘤の破裂が主な原因です。脳動脈瘤は、前交通動脈、内頸動脈、中大脳動脈に好発します。

ミニ情報 脳出血の好発部位は被殻と視床であり、片麻痺が出現する。

いますぐチェック！

Q1 頻出	脳血管疾患でみられる症状として、嘔吐がある	○	頭蓋内圧の亢進で、頭痛、悪《お》心《しん》・嘔吐、意識障害がみられる
Q2	脳梗塞は中大脳動脈領域に好発する	○	日本人の場合、脳梗塞は中大脳動脈領域に好発するとされる
Q3 重要	動脈硬化によって、脳動脈が閉塞してしまうものを脳塞栓症と呼ぶ	×	脳塞栓症は、心疾患でできた血栓が脳動脈に流入して塞栓を起こすものである
Q4	心房細動は脳塞栓の原因となる	○	心房細動のほか、心臓弁膜症、心内膜炎等も原因となる
Q5	脳梗塞は、発症直後のCT検査で高吸収域像を示す	×	脳梗塞は、CT検査では数日経って低吸収域像（黒っぽい）を示す。MRIが早期診断に有効である。なお、高吸収域像（白っぽい）を示すのは脳出血である
Q6	クモ膜下出血は、高血圧による脳動脈瘤の破裂が主な原因である	○	24時間以内に再出血しやすく、再出血ごとに死亡率が上昇する
Q7	クモ膜下出血では、突然の運動・知覚麻痺が必発である	×	脳実質内の出血ではないので、出現しにくい

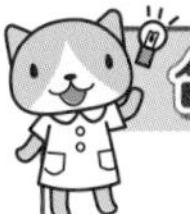

合格ゲットの+α　関連事項

一過性脳虚血発作（TIA）

脳血管の血液の流れが一過性に悪くなり、運動麻痺、感覚障害などの症状が現れ、24時間以内に完全に消失するものをいいます。脳梗塞の前触れと考え、放置せず受診することが必要です。

B. 主要な疾患による健康障害（生活習慣病 -Ⅳ）

CHECK ✓ ✓

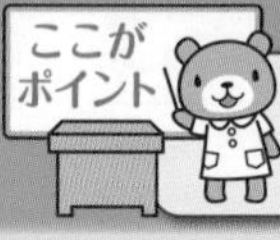

糖尿病は、感染症や昏睡などを合併するだけでなく、血管障害が進行して多臓器に合併症が発症する。治療は１型と２型とで異なる。

糖尿病

糖尿病は、膵《すい》臓のランゲルハンス島β細胞からのインスリンの分泌が低下するか、または、インスリン抵抗性といってインスリンの作用が低下する疾患です。インスリンにはブドウ糖を細胞の中に取り込ませるはたらきがありますが、糖尿病ではそのはたらきができず、血糖値が上昇します。

■糖尿病の判定基準

①随時血糖値200mg/dℓ以上　②早朝空腹時血糖値126mg/dℓ以上　③75g経口ブドウ糖負荷試験(75gOGTT)で２時間値が200mg/dℓ以上　④HbA1c(NGSP)6.5%以上で、①～④の組み合わせにより診断されます。

■糖尿病の合併症

糖尿病の３大合併症は、細小血管合併症として、糖尿病性神経障害、糖尿病性網膜症、糖尿病性腎症が順に起こります。そのほか、動脈硬化を進行させ、心筋梗塞《こうそく》や脳梗塞の原因となります。急性の合併症には、糖尿病性昏睡や急性感染症があります。

糖尿病の種類

■１型糖尿病

自己抗体によってβ細胞が破壊され、インスリンの分泌が消失してしまう疾患です。そのため、インスリン注射が必須です。

■２型糖尿病

過食や運動不足が原因で、余ったブドウ糖が脂肪として蓄えられている人に多く発症します。食事療法と運動療法を行い、補助的に血糖降下薬を用います。

ミニ情報　ランゲルハンス島β細胞は膵尾部に多くみられる。

いますぐチェック！

Q1 頻出	糖尿病の３大合併症は、神経障害、網膜症、腎症である	○	細小血管が障害されて、合併症が起こる
Q2	２型糖尿病は、インスリン療法の絶対的適応である	×	２型糖尿病では、食事療法と運動療法が優先される
Q3	１型糖尿病では、ケトン体が増加する	○	インスリンの欠乏でブドウ糖が利用されないと、脂肪が代謝されてケトン体が増加する
Q4 重要	糖尿病の治療では、尿糖陰性を目標とする	×	糖尿病の診断基準により、血糖値を目標とし、特にHbA1cを長期的評価とする
Q5	HbA1cは直前の食事の影響を受ける	×	直前の食事の影響は受けない
Q6	糖尿病では、感染症に罹患しやすくなる	○	高血糖で好中球の食作用が低下し、感染しやすくなる
Q7	ストレスによって、血糖値が低下する	×	ストレスで、副腎よりアドレナリンや糖質コルチコイドが分泌され、血糖値が上昇する
Q8 重要	血糖値が高いと脱水が起こる	○	高血糖により高浸透圧利尿が起こり、脱水が進行する

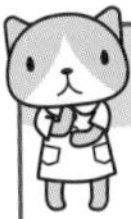

合格ゲットの＋α　関連事項

糖尿病とストレス

糖尿病患者が外傷や疾病、精神的ストレスを経験すると、血糖コントロールが悪化します。原因はストレス時に体内で分泌される糖質コルチコイドやアドレナリンに、血糖値上昇作用があるためです。

B. 主要な疾患による健康障害（生活習慣病 -Ⅴ）

CHECK

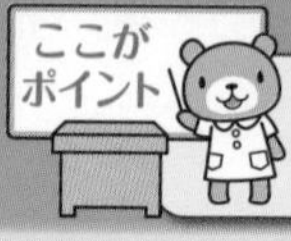

動脈硬化性疾患の危険性を高める複合型リスク症候群をメタボリックシンドロームといい、その判定を特定健康診査で行っている。

メタボリックシンドローム

メタボリックシンドロームとは、内臓脂肪型肥満などによって、動脈硬化性疾患が引き起こされやすい状態のことです。内臓脂肪型肥満に、高血糖、高血圧、高トリグリセリド（中性脂肪）などの一連の危険因子が重なることで動脈硬化が進行して、心筋梗塞《こうそく》や脳梗塞が起きる可能性が高くなります。

特定健康診査

■法的根拠

「高齢者の医療の確保に関する法律」〔2008（平成20）年４月から〕

■対象者

各医療保険に加入する40～74歳の者。

■目的

メタボリックシンドローム有病者を早期に見つけ出し、虚血性心疾患や脳血管疾患などの生活習慣病への移行を防ぐこと。

■メタボリックシンドロームの診断基準

（1）腹囲（必須項目）：男性85cm以上、女性90cm以上	
（2）選択項目…（1）に加えて、次の項目のうち２項目以上に該当	
血清脂質異常	トリグリセリド値　150mg/dℓ以上 かつ/または　HDLコレステロール値　40mg/dℓ未満
血圧高値	収縮期血圧　130mmHg以上 かつ/または　拡張期血圧　85mmHg以上
高血糖	空腹時血糖値　110mg/dℓ以上

メタボリックシンドローム有病者には、解消のための特定保健指導が、医師・保健師・管理栄養士などにより実施されます。

ミニ情報 内臓脂肪型肥満は、別名「リンゴ型肥満」ともいわれる。

いますぐチェック！

☑ Q1 頻出	メタボリックシンドロームと診断する際の必須条件は、脂質異常症である	× 診断の必須条件は、内臓脂肪型肥満である
☑ Q2	内臓脂肪型肥満は、中年以降の男性に多くみられる	○ 女性は皮下脂肪型肥満が多い
☑ Q3 重要	メタボリックシンドロームの診断基準で、腹囲は男性90cm以上、女性85cm以上である	× 男性85cm以上、女性90cm以上である
☑ Q4	メタボリックシンドロームの診断基準では、HDLコレステロール値40mg/dℓ以上である	× HDLコレステロール値については40mg/dℓ未満である
☑ Q5	血圧136/80mmHgは、メタボリックシンドロームの診断基準で血圧高値とされる	○ 収縮期血圧が基準を超えているため、血圧高値と判定される
☑ Q6	メタボリックシンドロームの診断基準で、空腹時血糖値は126mg/dℓ以上である	× これは糖尿病の診断基準である。メタボリックシンドロームは110mg/dℓ以上
☑ Q7	腹囲は臥床状態でやや膝を立てて、へその位置で測定する	× 腹囲は立位とし、軽呼気時にへその位置で測定する
☑ Q8	特定保健指導の対象者は、40～74歳の各医療保険加入者である	× 特定健康診査の結果、一定の基準にあてはまる人が対象となる

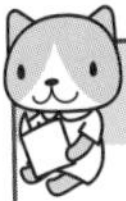

合格ゲットの+α　重要語句

特定保健指導

特定保健指導では、メタボリックシンドロームのリスクの程度に応じて、「積極的支援」や「動機付け支援」の保健指導を行います。

B. 主要な疾患による健康障害（がん）

CHECK

がんは上皮性の悪性腫瘍で、浸潤性に成長し転移しやすい。がんの発生には、特定のウイルス感染や生活習慣が密接にかかわっている。

がんの定義

- がんの病理学的定義：悪性の上皮性腫瘍

良性腫瘍と悪性腫瘍(がん)の違い

	良性腫瘍《しゅよう》	悪性腫瘍
発育形式	膨張性	浸潤性
境　界	明　瞭	不明瞭
発育速度	比較的遅い	比較的速い
転移・再発	ほとんどなし	あ　り
細胞の分化度	高い(成熟)	低い(未熟)
全身への影響	軽　度	重　度

転移の仕方

リンパ行性転移、血行性転移、播種性転移があります。

がん発生因子

- 微生物：ヒトパピローマウイルス(子宮頸がん)、B･C型肝炎ウイルス(肝がん)、ヘリコバクター・ピロリ菌(胃がん)
- 食事：動物性脂肪(乳がん、子宮がん、大腸がん他)
- 嗜好品：喫煙(肺がん他)
- 環境：紫外線(皮膚がん)、アスベスト(中皮腫)、放射線被曝(甲状腺がん他)

治療

がんの主な治療には、外科的療法、放射線療法、化学療法、遺伝子療法などがあります。

ミニ情報 悪性腫瘍の病期分類としてTNM分類が用いられている。

いますぐチェック！

Q1 頻出	動物性脂肪は、大腸がん発生の誘因である	○	飽和脂肪酸を多く含み、LDLコレステロールが増え、大腸がんや乳がんの誘因となる
Q2	悪性腫瘍は浸潤性の発育をする	○	良性腫瘍は膨張性の発育をする
Q3	血管腫は良性腫瘍ではない	×	血管腫、脂肪腫、嚢腫などは良性腫瘍である
Q4	胃がんの肝転移はリンパ行性転移である	×	門脈を介した血行性転移である
Q5	胃がんの組織型は扁平上皮がんが多い	×	胃がんの組織型は腺がんが多い
Q6	がんの治療で、放射線療法は局所的ながんに有効である	○	局所的ながんには、外科療法や放射線療法が有効である
Q7 重要	延命は、がん治療における患者のQOL向上の指標である	×	延命だけでは、必ずしも患者のQOLの向上とはならない
Q8	がん性疼痛の鎮痛薬投与は、経静脈投与が基本である	×	がん性疼痛の鎮痛薬投与は、経口投与が基本である
Q9	緩和ケアは、終末期のがん患者に対して行われる	×	緩和ケアは痛みなどの苦痛を緩和することであり、対象者の病期は関係ない

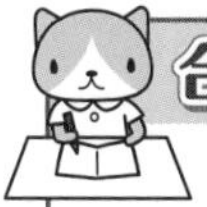

合格ゲットの+α　頻出テーマ

緩和ケア

WHO(2002年)によると、緩和ケアとは、「患者と家族に対して、痛みやその他の身体的問題・心理社会的問題・スピリチュアルな問題を早期に発見し、苦しみを和らげ、QOL(生命の質)を改善するアプローチ」とされています。

CHECK

B. 主要な疾患による健康障害（感染症－Ⅰ）

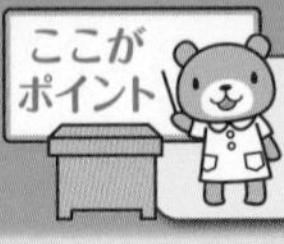

インフルエンザは飛沫感染によって流行し、乳幼児や高齢者、糖尿病患者や慢性閉塞性肺疾患（COPD）患者が罹患すると重症化する。

インフルエンザ

インフルエンザとは、インフルエンザウイルスの飛沫感染による感染症です。鼻咽頭《いんとう》、咽喉、気管支を標的とします。

- 症状：急に発症する38℃以上の高熱、弛張熱、頭痛、関節痛、筋肉痛に加え、咽頭痛、鼻汁、咳、痰などがみられます。
- 経過：3～5日で解熱し、自然治癒しますが、乳幼児、高齢者、基礎疾患をもつ人では、気管支炎、肺炎、急性脳症などを併発する危険性があります。
- 流行期間：例年1～2月をピークとして、12～3月に流行。発病後3日程度までが感染力が強いといわれています。学校の出席停止期間は、発症後5日かつ解熱後2日が経過するまでです。

感染症法に基づくインフルエンザの類型

ウイルス核タンパク複合体の抗原性によって、A・B・C型に分類されますが、日本ではA・B型の流行がみられます。

二類感染症	鳥インフルエンザ(H5N1・H7N9)
四類感染症	鳥インフルエンザ(H5N1・H7N9を除く)
新型インフルエンザ等感染症	新型インフルエンザ、再興型インフルエンザ、再興型コロナウイルス感染症
五類感染症	インフルエンザ(上記を除く)、新型コロナウイルス感染症

2013(平成25)年5月、鳥インフルエンザ(H7N9)は「指定感染症」に指定されましたが、2015（平成27）年「特定鳥インフルエンザ」として二類感染症に分類されました。

ミニ情報 インフルエンザワクチンは、12歳以下は2回接種する。

いますぐチェック！

Q1	インフルエンザは、空気感染する	× 飛沫感染である
Q2 頻出	予防接種法では、60歳未満へのインフルエンザの予防接種は任意接種である	○ 65歳以上は定期２類接種に分類される
Q3	インフルエンザワクチンは、弱毒性ワクチンである	○ 不活化ワクチンである
Q4	インフルエンザでは、解熱すれば登校してもよい	× 発症後5日かつ解熱後2日が経過するまでは登校禁止である
Q5	インフルエンザウイルスの中で最も大流行するのは、B型である	× 最も大流行するのはA型である
Q6 重要	鳥インフルエンザ(H7N9)は、二類感染症である	○ 2015（平成27）年に二類感染症に指定された
Q7	インフルエンザウイルス抗原検出キットは、血液を用いる	× 咽頭ぬぐい液や鼻腔吸引液などを用いる
Q8	インフルエンザワクチン接種は、慢性閉塞性肺疾患の患者に推奨されている	○ 急性増悪のリスクを減らすため、重症度にかかわらず推奨されている
Q9	新型コロナウイルス感染症(COVID-19)は、五類感染症である	○ 2023年５月より変更となった

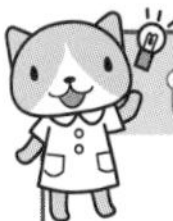

合格ゲットの+α　関連事項

飛沫感染の感染対策

スタンダードプリコーション（標準予防策）によると、患者は個室使用が望ましく、大部屋で管理する時は、他患者と１m以上離すことが必要です。マスクの着用は患者の１m以内に近づく場合や、部屋に滞在する場合に必要とされます。

B. 主要な疾患による健康障害（感染症－Ⅱ）

CHECK

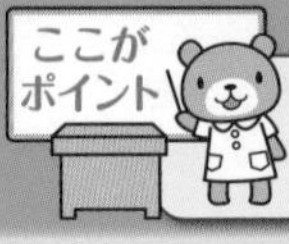

B型・C型肝炎は、慢性肝炎から肝硬変、肝がんに移行する場合がある。肝細胞の障害の程度に応じてさまざまな症状が出現する。

ウイルス性肝炎

ウイルス性肝炎は、肝細胞内で増殖する肝炎ウイルスによって、肝細胞に炎症性の病変をきたす疾患です。肝炎ウイルスの種類はA・B・C型のほかにも知られていますが、日本では、A・B・C型による感染がほとんどです。

■A型肝炎

A型肝炎ウイルス(HAV)はRNAウイルスです。経口感染し、貝類（特に生ガキ)、井戸水が主な感染源です。伝染性が強く、集団発生もあります。

発熱、食欲不振、嘔吐、全身倦怠感などが現れ、その後、黄疸が現れます。慢性化・再発はありません。

■B型肝炎

B型肝炎ウイルス(HBV)はDNAウイルスです。

感染経路は主に血液で、輸血、血液製剤、針刺し事故、性行為、垂直感染(母子感染)などです。

発熱や黄疸が出現します。劇症肝炎に最も移行しやすく、肝臓でのアンモニア分解機能が低下、その神経毒の作用で、肝性脳症となることがあります。せん妄が出現し、羽ばたき振戦がみられ、意識障害が認められます。B型肝炎は肝硬変、肝がんに移行する場合があります。治療はインターフェロンを用います。

■C型肝炎

C型肝炎ウイルス(HCV)はRNAウイルスです。感染経路は主に血液で、輸血、血液製剤、針刺し事故などです。

当初は無症状で、慢性化しやすく、肝硬変、肝がんに移行することがあります。治療にインターフェロンが用いられます。

ミニ情報 インターフェロンとは抗ウイルス作用のあるタンパク質である。

いますぐチェック！

Q1 頻出	A型肝炎は経口感染で発症する	○	魚介類の生食などにより感染し、急性肝炎を起こす
Q2 重要	A型肝炎は肝硬変に移行しやすい	×	B型肝炎やC型肝炎と違い、A型肝炎は慢性化しない
Q3	B型肝炎ウイルスは、エタノールで失活する	×	次亜塩素酸ナトリウムやグルタラールによって失活する
Q4	HBs抗体が検出される場合、B型肝炎ウイルス感染の既往があることを示す	○	B型肝炎の抗体はHBc抗体、HBe抗体、HBs抗体の順に出現する
Q5	HBe抗原陽性の場合、感染力は低い	×	HBe抗原陽性の場合、ウイルス量が多く、感染力が高い
Q6	C型肝炎にはワクチンはない	○	A型・B型肝炎にはワクチンがあり、感染の機会が多い場合に接種する
Q7	C型肝炎は無症状のまま慢性化しやすい	○	A型・B型肝炎のような急性肝炎の症状がみられないことが多い
Q8	輸血後肝炎で最も多いのは、B型肝炎である	×	輸血後肝炎で最も多いのは、C型肝炎である

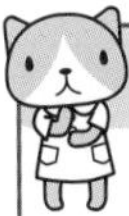

合格ゲットの+α　関連事項

B型肝炎訴訟

　幼少期の集団予防接種等でB型肝炎ウイルスに感染したとされる方々が、国に損害賠償を求めた集団訴訟です。裁判所による和解手続き等ののち、対象と認定された感染者には、国から給付金が支給されます。

B. 主要な疾患による健康障害（感染症－Ⅲ）

CHECK ☑ ☑

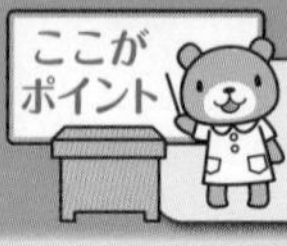

日本の結核患者数は、先進国中では依然として高い。結核未感染者が増加し、集団感染が起こりやすい状況にある。

結核

結核はグラム陽性桿菌《かんきん》の結核菌が空気感染して発症します。その約90%が肺に感染する肺結核です。まず、肺門リンパ節に初期感染群を形成しますが、大半は2～3年で石灰化して治癒します。初感染では9割は症状が出ることなく終生免疫ができます。しかし、大量の菌に感染したり、免疫力が低下していたりすると再燃します。

結核菌が血行性に肺全体に散布されると、粟粒《ぞくりゅう》結核となります。

- 症状：咳、痰、血痰、胸痛、寝汗、微熱、全身倦怠感、食欲低下など。

結核の逆転増加

これまで減少してきた結核罹患《りかん》率が1997(平成9)年に逆転増加し、1999(平成11)年に結核緊急事態宣言が出されました。増加の背景として、次のことが考えられています。

- 結核未感染者が増加し、いったん感染者が出ると、集団感染となりやすいため。
- 建物の気密性が高くなり、菌を含んだ空気が貯留しやすいため。
- 免疫力を低下させてしまうような強力な治療が一般に普及して、結核が発病しやすい環境になったため。

■検査法

- ツベルクリン検査、BCGの影響を受けないインターフェロンガンマ遊離試験(IGRA)などを用いて検査を行います。

ミニ情報 結核の標準的な治療は、6か月間の抗結核薬の多剤併用療法。

✔いますぐチェック！

Q1	保健所は結核患者の在宅療養支援を行う	○	結核登録票が整備され、家庭訪問指導や管理健診が行われる
Q2 頻出	結核は空気感染する	○	結核菌は乾燥に耐え、核となって空気中を漂う
Q3	ガフキー号数を指標とする感染症は結核である	○	新結核菌検査指針では、ガフキー号数から、1＋～3＋の簡易法に改められた
Q4	結核は五類感染症である	×	感染症法で、結核は二類感染症に分類されている
Q5	結核菌は肺のみに感染する	×	肺結核が多いが、腎臓、漿膜、腸等にも起こることがある
Q6 重要	結核感染者の約9割が、粟粒結核を発症する	×	初感染者の約9割は症状が出現せず、終生免疫を得る
Q7	服薬管理にDOTS(直接監視下服薬確認)が用いられる	○	治療を確実にするため、患者が正しく服薬することを監視者がその場で確認する
Q8	薬物療法の中断が多剤耐性結核菌を生み出す原因になっている	○	耐性菌の出現は結核の治療を困難にさせる原因である

合格ゲットの＋α　関連事項

結核の確定診断

結核の「おそれ」があるかどうかは塗《と》抹《まつ》検査や遺伝子検査などの複数の検査によって迅速に判断します。結核の診断を確定するには、喀痰を液体培地で最低でも1～2週間培養して、結核菌が陽性であることを確認します。

11. 徴候と疾患

B. 主要な疾患による健康障害（感染症 -Ⅳ）

CHECK ☑ ☑

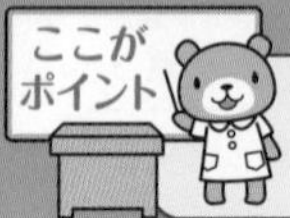

HIV 感染症は免疫細胞に感染し、破壊することで日和見感染や悪性腫瘍を発症させる。日本では性感染症による発症が増えている。

HIV感染症/AIDS

■急性感染期

HIVの感染源は、血液、精液、膣分泌液、母乳です。感染経路は水平感染（血液製剤、汚染注射針の針刺し、性行為）と垂直感染（母子感染）です。感染後２～４週でHIVの増殖が始まり、約半数の患者に発熱、リンパ節腫大、咽頭痛などがみられます。この時期、まだ抗体は作られていません。

■無症候（キャリア）期

CD4陽性Tリンパ球に感染し、徐々にその数が減少してきます。この時期は自覚症状が乏しいのが特徴です。この時期は数年～10年程度続きます。

■AIDS関連症候群期

HIVが徐々に増加し、日和見感染症状（口腔内カンジダ、帯状疱疹など）がみられます。

■AIDS発症期

細胞性免疫不全により、日和見感染症やカポジ肉腫（血管内皮細胞に由来する悪性腫瘍）をきたし、死に至ります。日和見感染には、ニューモシスチス肺炎、サイトメガロウイルス肺炎、カンジダ感染症などがあります。

■HIV感染症の臨床経過（2024抗HIV治療ガイドライン）

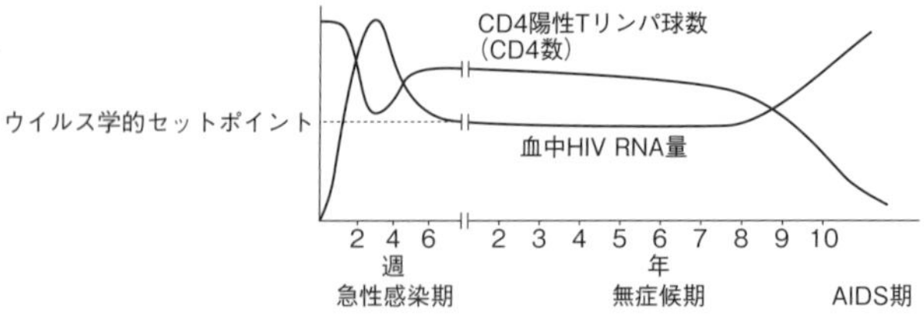

ミニ情報 CD4 陽性 T リンパ球は、細胞性免疫の司令塔的役割を担う。

✔いますぐチェック！

Q1	HIVは、CD8陽性T細胞内で増殖する	× HIVはヘルパーT細胞のCD4に結合し、T細胞を死滅させる
Q2	HIV抗体検査は、感染の可能性があった日から1か月以内に行う	× 感染の可能性があった日から1か月位から抗体の検出が可能。確定検査は3か月過ぎてから行う
Q3	新規のHIV感染者の多くは血液製剤の輸注による	× 性的接触による
Q4 重要	無症候期からAIDS発症まで数か月かかる	× 数年〜10年とされている
Q5	多剤併用療法の目的は無症候期の延長である	○ 抗HIV薬を３種類以上併用する多剤併用療法（HAART）でAIDS発症を抑える
Q6	HIVに感染した妊婦は、抗HIV薬を中止する	× 妊娠中も抗HIV薬を内服することで、垂直感染を高率で予防できる
Q7	抗HIV薬を内服中であれば、授乳が可能である	× 内服中であってもウイルスの移行を防ぐため授乳は行わない
Q8 頻出	ニューモシスチス肺炎はAIDS発症期にみられる	○ 日和見感染のひとつである

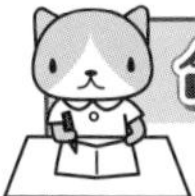

合格ゲットの+α　関連事項

HIV感染症/AIDSの現状

世界的には、新たにHIVに感染する人は減少傾向ではありますが、治療が劇的に進歩している状況であっても、経済状況、セクシュアリティ、職業等によるさまざまな課題があるため、制圧をするのが困難な状況です。

CHECK

B. 主要な疾患による健康障害（精神疾患 - Ⅰ）

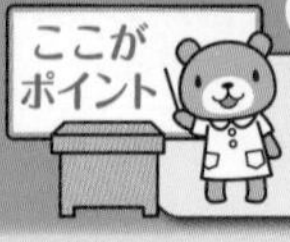

うつ病は感情や意欲が低下し、統合失調症は思考や感情が障害される。どちらも脳内の神経伝達物質の異常が関与していると考えられている。

うつ病

うつ病は気分障害です。感情や意欲が低下します。

原因は不明で、脳内の神経伝達物質であるセロトニンやノルアドレナリンが不足するためではないかといわれています。

3大症状	抑うつ、悲哀、焦燥
3大妄想	罪業妄想、貧困妄想、心気妄想
気分の日内変動	朝方に調子が悪く、夕方に少し楽になる
薬物療法	三環系抗うつ薬、SSRI、SNRIなど

初期と回復期に自殺企図があります。極期では、自殺する気力まで失われています。治療は薬物療法を主体として、家族療法や認知行動療法を組み合わせます。重度の場合は、電気けいれん療法を用いることもあります。叱咤激励は禁忌です。患者の長期間のつらい気持ちに対して共感・受容するようにします。

統合失調症

統合失調症は、思考や感情を目的に沿ってまとめていく能力が低下します。人格障害なので、意識、記憶、知能の障害はありません。原因は不明で、ドパミンの分泌異常の関与が考えられます。10歳代後半〜30歳代の思春期・青年期で多く発症します。

病　型	破瓜《はか》型、緊張型、妄想型。あくまで治療上の目安
陽性症状	幻覚、妄想、させられ体験、滅裂思考など
陰性症状	感情鈍麻、無為自閉、両価性など
治療	薬物療法、精神療法、作業療法、認知行動療法など

ミニ情報 統合失調症の発症のピークは思春期〜青年期にある。

いますぐチェック！

Q1	うつ病では抑うつ気分は夕方に強い	×	抑うつ気分は朝方に強い
Q2 頻出	抑うつ状態でみられるのは無気力である	○	感情や意欲が低下している
Q3	思考化声は、うつ病にみられる	×	思考化声は統合失調症に多くみられる。自分の考えが他人の声として聞こえる
Q4 重要	うつ病の自殺は回復期に多い	○	初期と回復期に多い。極期では自殺する気力もなくなる
Q5 重要	うつ病の患者に対しては、叱咤激励する	×	叱咤激励は絶対に禁忌。患者のつらい気持ちに対して共感・受容するようにする
Q6	作為体験は統合失調症に多くみられる	○	作為体験はさせられ体験のことで、誰かに操られていると感じる
Q7	統合失調症における幻覚で最も多いのは、幻視である	×	最も多いのは、自己の行為を批判する内容の幻聴である
Q8	統合失調症の初期は陰性症状が主体である	×	初期は陽性症状が主体であり、慢性期は陰性症状が主体となる

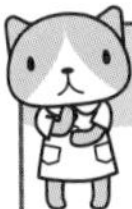

合格ゲットの＋α　重要語句

陽性症状・陰性症状

陽性症状とは、通常はない状態が出てくることです。幻覚や妄想などが含まれます。陰性症状とは、通常ある機能が低下していることを意味します。感情鈍麻、思考貧困、意欲・自発性の低下などを含みます。

B. 主要な疾患による健康障害（精神疾患－Ⅱ）

CHECK

神経症性障害は、心因や性格などによって、特定のものごとに強いこだわりをもち、精神または身体の機能障害を生じる。

神経症性障害

神経症性障害では、器質的障害がないのに、心因や性格などによって、特定のものごとに強くとらわれ続けてしまいます。患者の人格は保たれ、患者は病識があるため、思い悩みます。

■発症機序

神経症性障害に陥りやすい患者は、周りの環境との間で欲求不満や葛藤を起こしやすく、その処理としての防衛機制（欲求不満の折り合いをつけること）ができにくい性格です。

類型と症状

〔不安障害〕

- 将来への不安等、全般的・持続的不安…全般性不安障害
- ある対象や状況に対して恐れを抱く…恐怖症性不安障害
- めまい、死の恐怖などの不安発作…パニック障害

〔強迫性障害〕　不合理と分かっていても、その考えが頭に浮かび（強迫観念）、その行為をやめられない（強迫行為）状態。

〔身体表現性障害〕　根拠もなく自分が病気だと信じ込んでいる状態。

〔解離性（転換性）障害〕　かつてヒステリーと呼ばれていたもので、若い女性に多い。

- 転換性障害：葛藤や欲求不満が身体症状に転換。
  運動症状…失歩、失立、失声、振戦、けいれん発作
  知覚症状…視力障害、視野障害、頭痛
- 解離性障害：意識と行動がバラバラになる。

■精神療法…行動療法、精神分析療法、自律訓練療法

■薬物療法…抗不安薬、抗うつ薬、SSRI

ミニ情報　防衛機制とは超自我、自我、イドのうち、自我のはたらきである。

いますぐチェック！

Q1 重要	神経症性障害では、神経系に器質的変化は認められない	○	脳に病変が生じる器質的変化は認められない
Q2	パニック障害は、特定の状況に置かれると不安発作が起こる	×	特定の状況に限定されず、予期不安で不安発作が起こる
Q3	強迫性障害の患者に対しては、強迫行為について、患者が納得できるように説得する	×	強迫行為を取り上げて説得すると、患者はそれから余計に離れられなくなる
Q4	身体表現性障害では、病気と信じ込むことに根拠がないことを理解させる	×	訴えの背景に、死への恐怖や病気への不安があることを読み取る
Q5 頻出	失声は転換性障害にみられる症状である	○	葛藤や欲求不満が身体症状として現れる
Q6	転換性障害では、視力障害や視野障害がみられる	○	運動症状だけでなく、知覚症状も現れる
Q7	解離とは、強い不安を感じた体験の記憶が抜け落ちてしまうことなどをいう	○	強い不安を感じている間に別人格が現れる「解離」を体験する人もいる
Q8	いわゆる多重人格は、解離性同一性障害のことで、解離性障害のひとつの形である	○	2つ以上の人格が1人の中に存在し、人格ごとに独立した行動をする

合格ゲットの＋α

重要語句

漸進《ぜんしん》的筋弛緩法

自身で意図的にリラックスした状態を作り出し、不安を緩和する方法です。身体の緊張を徐々に解いていきます。神経症性障害や、心身症に効果があるといわれています。術前や検査前の不安の軽減などにも応用できます。

B. 主要な疾患による健康障害（小児の疾患－Ⅰ）

CHECK

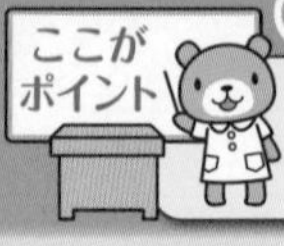

小児によくみられる疾患である気管支喘息は慢性疾患であり、日常生活での発作予防が重要である。家族を含めた指導が必要となる。

小児気管支喘息

小児気管支喘息は、多くが３歳までに発症し、発作を繰り返す慢性疾患です。発作要因としては、アレルゲン、気候変化、感染、大気汚染、心理要因などがあります。

発作時の看護も重要ですが、非発作時における日常生活管理に関する指導が、患児の家族を含めて非常に重要です。

■喘息発作の重症度

小発作	中発作	大発作	重　篤
・軽度の喘鳴《ぜんめい》 ・横になれる ・安静時に呼吸困難なし ・睡眠をとれる ・SpO_2:≧96％	・明らかな喘鳴 ・呼気が延長する ・座位を好む ・歩行時の呼吸困難が著明 ・睡眠時にときどき目覚める ・SpO_2:92～95％	・喘鳴が著明 ・前かがみの姿勢をとる ・安静時に呼吸困難が著明 ・睡眠障害 ・SpO_2:≦91％	・喘鳴減少または消失 ・陥没呼吸著明 ・チアノーゼ ・歩行不能 ・意識低下 ・SpO_2:＜91％

主な小児感染症

疾患名	原因微生物	潜伏期間	感染経路
水《すい》　痘《とう》	水痘－帯状疱疹ウイルス	10～21日	飛沫《ひまつ》・接触・空気
流行性耳下腺炎《じかせんえん》	ムンプスウイルス	14～21日	飛　沫
百日せき	百日せき菌	7～10日	飛　沫
破傷風《はしょうふう》	破傷風菌	3～21日	創傷から
麻《ま》　疹《しん》	麻疹ウイルス	10～12日	飛沫・空気
風《ふう》　疹《しん》	風疹ウイルス	14～21日	飛　沫

ミニ情報　仰臥位になれるかが、喘息の小発作と中発作の鑑別点の目安。

いますぐチェック！

Q1 重要	気管支喘息は吸気性呼吸困難を特徴とする	×	呼気性呼吸困難を呈する
Q2	小児気管支喘息の原因は、大気汚染がほとんどである	×	ダニやほこりなどのアレルゲンによるものが多いが、原因は多岐にわたる
Q3 重要	睡眠時にときどき目が覚める程度の喘息発作は、小発作である	×	中発作である。小発作の場合、睡眠はとれる
Q4 頻出	風疹は、コプリック斑が特徴である	×	麻疹の特徴である
Q5	妊婦が風疹に罹患すると、胎児にも影響が出ることがある	○	胎児が先天性風疹症候群を起こす可能性がある
Q6 重要	水痘は接触感染でも感染する	○	飛沫・空気感染も生じる
Q7 頻出	麻疹は、一度解熱しても再度上昇することがある	○	二峰《にほう》性の熱型が特徴である
Q8	流行性耳下腺炎の潜伏期は2～3日である	×	2～3週間（14～21日）である
Q9	水痘の場合、解熱するまでは学校に登校できない	×	全ての発疹が痂皮化するまで出席停止である
Q10	麻疹の場合、解熱後3日間は学校に登校できない	○	風疹の場合、発疹が消失するまで出席停止である

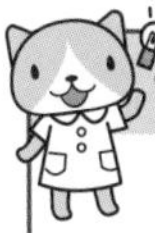

合格ゲットの＋α　頻出テーマ

小児疾患の予防接種

ジフテリア、百日せき、急性灰白《かいはく》髄炎、麻疹、風疹、日本脳炎、破傷風、結核、Hib感染症、小児の肺炎球菌感染症、水痘、B型肝炎への予防接種に関しては、努力義務が予防接種法に規定されています。

B. 主要な疾患による健康障害（小児の疾患 - Ⅱ）

CHECK

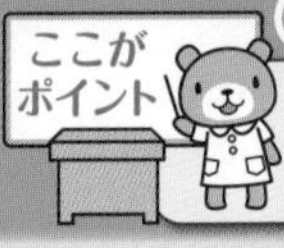

乳幼児突然死症候群の原因は不明であるが、いくつかの危険因子が知られている。また、先天性心疾患のなかで心室中隔欠損症は最も頻度が高い。

乳幼児突然死症候群<SIDS>

「それまでの健康状態及び既往歴からその死亡が予測できず、しかも死亡状況及び剖検《ぼうけん》によってもその原因が不詳である、乳幼児に突然の死をもたらした症候群」と定義されます。

危険因子として、**非母乳**栄養、**うつぶせ**寝、周囲での**喫煙**などが挙げられます。

主な先天性心臓疾患

■心室中隔欠損症

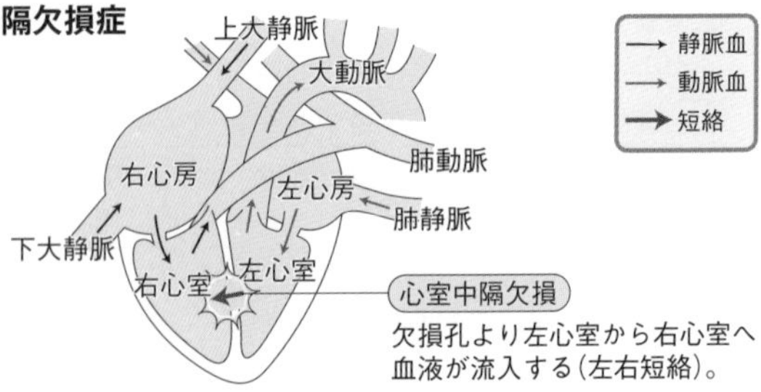

■ファロー四《し》徴《ちょう》症…肺動脈狭窄《きょうさく》の程度、肺動脈の形態が病態を左右します。

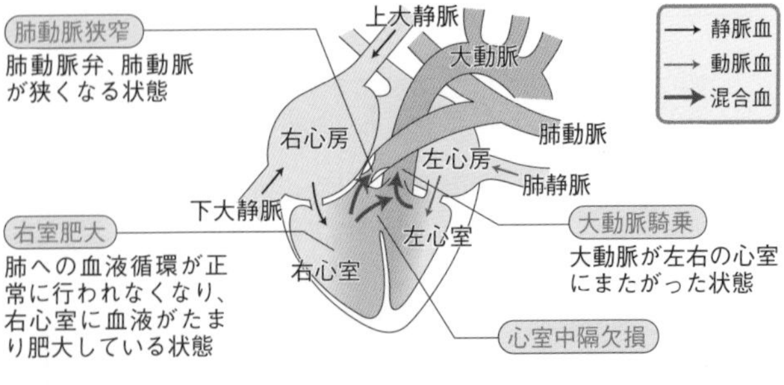

ミニ情報 SIDSは0歳児の死因の第5位である〔2022（令和4）年時点〕。

いますぐチェック！

☑ Q1	乳幼児突然死症候群の予防には、うつぶせ寝が適している	× 危険因子として、うつぶせ寝が知られている
☑ Q2	乳幼児突然死症候群は、先天奇形が原因である	× 原因は特定されていない
☑ Q3 重要	親の喫煙が乳幼児突然死症候群と関係している	○ 危険因子として報告されている
☑ Q4 重要	乳幼児突然死症候群の予防には、人工栄養が有効である	× 非母乳栄養児に多いとされる
☑ Q5 頻出	心室中隔欠損症は、自然治癒する可能性がある	○ 穿孔《せんこう》が小さい場合、無症状で孔も自然閉鎖することがある
☑ Q6	ファロー四徴症は、先天性心疾患の中で最も頻度が高い	× 心室中隔欠損症が最も多い
☑ Q7	ファロー四徴症は、肺静脈の狭窄がみられる	× 肺動脈の狭窄がみられる
☑ Q8 頻出	ファロー四徴症では、無酸素発作が起こる	○ 無酸素発作が起きた際は、膝胸《しつきょう》位《い》や蹲踞《そんきょ》の姿勢をとらせる
☑ Q9	ファロー四徴症では、心房中隔欠損を伴う	× 心室中隔欠損を伴う
☑ Q10	ファロー四徴症の重症度は、右室肥大の大きさに左右される	× 肺動脈狭窄の程度に左右される

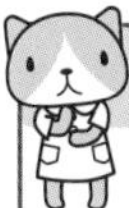

合格ゲットの+α　頻出テーマ

先天性小児疾患

先天性小児疾患は、状況設定問題でもよく出題されます。疾患に関する知識や理解を問う問題、手術に関する看護ケアの問題のほかにも、在宅での家族への指導に関しても勉強しておきましょう。

CHECK

B. 主要な疾患による健康障害（高齢者の疾患）

アルツハイマー型認知症は、脳の全体的な萎縮と人格崩壊が特徴的である。脳血管性認知症は、梗塞部位に応じた症状とまだら認知症が特徴である。

認知症

認知症は、一度獲得した知能が失われていく障害の総称で、加齢による健忘とは区別されます。画像検査、一般内科検査、認知機能検査などで総合的に診断をします。

原因から、アルツハイマー型認知症と脳血管性認知症に大別されます。

認知症の分類

■アルツハイマー型認知症

- 脳が全体的に萎縮して脳溝が広がるものです。緩徐に進行性に悪化して、脳の機能が全般的に障害されます。
- 病識が早期になくなり病状の進行とともに人格が崩壊します。女性に多いのが特徴です。

■脳血管性認知症

- 多数の小さな脳梗塞《こうそく》によって、脳細胞が死滅して発症します。まだら認知症が特徴的で、障害されている機能と、保たれている機能が併存します。
- 病識が末期まで保たれます。梗塞部位に応じて運動麻痺や感覚麻痺が出現します。男性に多いのが特徴です。

認知症の症状

中核症状と周辺症状（BPSD）があります。中核症状とは、記銘力障害、見当識障害、失行、失認、失語などのことであり、周辺症状とは、中核症状によって引き起こされる問題行動や精神症状のことです。多動、不安、徘徊、妄想、暴力などが挙げられます。

ミニ情報 脳血管性認知症は、脳梗塞を繰り返すたびに症状が悪化する。

いますぐチェック！

Q1	アルツハイマー型認知症は女性に多い	○ アルツハイマー型認知症は女性に多く、脳血管性認知症は男性に多い
Q2 重要	認知症の中核症状は徘徊である	× 認知症の中核症状は記憶障害や見当識障害である。多動や徘徊は周辺症状である
Q3	認知症は、脳の器質性病変によるものである	○ 脳の器質性病変によるものである
Q4	認知症の初期には感情が障害される	× 初期には記銘力障害がみられる
Q5	脳血管性認知症では、神経学的症状が出現しやすい	○ 梗塞部位に対応して、神経学的症状が出現する
Q6	アルツハイマー型認知症は、まだらに障害が出やすい	× まだらに障害が出やすいのは、脳血管性認知症である
Q7	アルツハイマー型認知症では、病識が保たれることが多い	× 病識が早期になくなる
Q8	アルツハイマー型認知症では、CT上で脳の萎縮がみられる	○ CTやMRI上で、びまん性大脳萎縮がみられる
Q9 頻出	認知症患者とのコミュニケーションでは、患者の誤りを訂正する	× 患者の話の内容を否定・訂正せず、患者のペースに合わせる

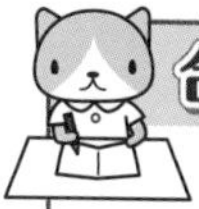

合格ゲットの+α　関連事項

認知症の動向

日本における認知症の高齢者人口の将来推計では、2060年に850万人（25.3％）と予測されています。アルツハイマー型が最も多いのが特徴です。「認知症」はひとくくりにされがちですが、原因疾患によって治療も異なるので注意が必要です。

C. 基本的な臨床検査値の評価

CHECK

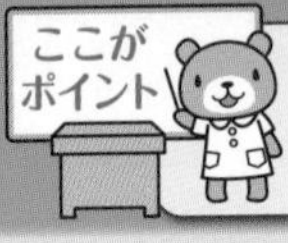

血液検査、尿検査のうち、生活習慣病や生命の危機に直結するような項目については、正常値・異常値の判断ができるようにする。

血液学検査

一般的には血球成分の検査と出血凝固系の検査を指します。

- 赤血球数：男性430～570万/μℓ、女性380～500万/μℓ
- Hb濃度：男性14～18g/dℓ、女性12～16g/dℓ
- 白血球数：4,000～8,000/μℓ　など

血液生化学検査

血清、血漿に溶けている血球以外の成分を、化学反応や酵素反応などを利用して分析する検査です。

- 血清ナトリウム：135～149mEq/ℓ
- 血清カリウム：3.5～5.0mEq/ℓ
- 総コレステロール：130～220mg/dℓ　など

免疫血清学検査

抗原抗体反応を用いて、抗体や抗原の有無を調べる検査です。

■代表的なもの

- CRP：0.3mg/dℓ以下。炎症があると増加する

■腫瘍マーカー

- αフェトプロテイン(AFP)：肝細胞がんで高値
- PSA：前立腺がんで高値

尿検査

泌尿器系疾患をはじめ、糖尿病や高血圧症などの全身性疾患の異常も反映します。色・量・pH・比重・成分(タンパク質、グルコース、ケトン体など)を診ます。

ミニ情報 主な腫瘍マーカーとがんの種類を覚えておこう。

いますぐチェック！

Q1	成人女性で赤血球数300万/μℓは正常である	×	低値であり、貧血や出血が示唆される
Q2 頻出	成人女性でHb濃度13g/dℓは正常である	○	正常範囲内である。年齢と性別によって濃度に差がある
Q3	成人において、白血球数10,000/μℓは正常である	×	異常高値であり、炎症が示唆される
Q4	血清ナトリウム140mEq/ℓは正常である	○	正常範囲内である。浮腫や脱水などが認められる場合に検査する
Q5	血清カリウム7mEq/ℓは正常である	×	異常高値であり、直ちに対応が必要である
Q6	総コレステロール300mg/dℓは正常である	×	異常高値である。高値の原因として、脂質の過剰摂取などが考えられる
Q7	体内に炎症があるとCRPは減少する	×	炎症があるとCRPは増加する
Q8 重要	前立腺がんではPSAが高値となる	○	PSAは前立腺がんを示唆する腫瘍マーカーである
Q9	健康な成人では、通常、尿中にタンパク質は検出されない	○	尿タンパク質が陽性の場合は腎疾患が疑われる

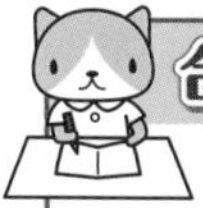

合格ゲットの+α　関連事項

パニック値

すぐに治療を開始しなければ死に至るような危険な状態であることを示す、極端な異常値のことです。検査場所からパニック値の報告があれば、直ちに医師に報告し、適切な処置を行います。

【例】血清カリウム：6.0mEq/ℓ（パニック値）

A. 主な薬物の効果と副作用（有害事象）-Ⅰ

CHECK

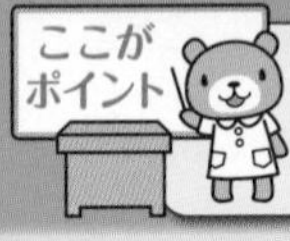

抗菌薬・抗ウイルス薬・抗がん剤は、微生物やがん細胞の代謝を阻害することで効果を発揮するが、正常細胞への悪影響もあり、副作用となる。

抗菌薬

■**ペニシリン系**：細菌の細胞壁合成を阻害します。副作用はアナフィラキシーショック、薬疹、薬物耐性などです。

■**セフェム系**：副作用としてアレルギー、腎障害があります。

■**アミノグリコシド系**：結核菌やグラム陰性菌に有効です。副作用として第８脳神経障害（主に感音難聴）があります。

■**テトラサイクリン系**：抗菌スペースが広く、マイコプラズマ、リケッチア、クラミジアにも有効ですが、菌交代症に注意が必要です。副作用に肝障害、腎障害、歯牙着色があります。

■**マクロライド系**：マイコプラズマなどに抗菌力をもちます。

■**ニューキノロン系**：核酸合成阻害作用。副作用はけいれん。

抗ウイルス薬

■**インフルエンザ治療薬**

ノイラミニダーゼ阻害。それぞれの副作用は次のとおり。

- リレンザ：発疹、悪心、嘔吐
- タミフル：消化器症状
- イナビル：消化器症状（下痢、悪心）
- ゾフルーザ：消化器症状

抗がん薬

アルキル化薬	細胞分裂抑制作用。シクロホスファミドなど
代謝拮抗薬	核酸代謝阻害作用。メトトレキサートなど
抗生物質	DNAまたはRNA合成阻害。ブレオマイシンなど
アルカロイド	細胞分裂を中期停止。ビンクリスチンなど

 ミニ情報 薬の副作用は高齢者や腎・肝機能が低下した人にも出やすい。

いますぐチェック！

Q1	抗菌薬は長期投与が原則である	×	耐性菌を生み出す原因になるため、長期投与を避ける
Q2	アミノグリコシド系抗菌薬の副作用に、第6脳神経障害がある	×	第8脳神経障害がある
Q3 頻出	アミノグリコシド系抗菌薬は、経口投与が基本である	×	腸管から吸収されにくいので、注射剤で投与される
Q4	テトラサイクリン系抗菌薬は、菌交代症を起こしやすい	○	弱毒菌や真菌などが増殖可能で、新たな感染症を誘発する
Q5	MRSAに対してはバンコマイシンが用いられる	○	しかし、近年バンコマイシンの耐性菌が出現している
Q6	ヘルペスウイルス感染症には、アシクロビルなどが用いられる	○	DNAポリメラーゼ阻害作用による
Q7	B型およびC型肝炎ウイルス感染症には、インターフェロンが用いられる	○	インターフェロンは、ウイルスの増殖を阻害する
Q8 重要	抗がん薬の主な副作用に、肝毒性がある	×	骨髄抑制がある
Q9	白金化合物は腎障害に注意が必要である	○	プラチナがDNAに結合して、DNA合成を阻害する。抗がん剤として用いる

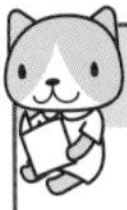

合格ゲットの+α　関連事項

インターフェロンの副作用

軽度の副作用として、頭痛、発熱、筋肉痛、全身倦怠感、食欲不振といった風邪のような症状がみられます。重篤な副作用としては、間質性肺炎やうつ状態があり、治療を中止することもあります。

A. 主な薬物の効果と副作用（有害事象）-Ⅱ

CHECK

心臓・血管に作用する薬を理解するためには、自律神経や刺激伝導系、筋収縮、血圧調節に関する基礎的な理解が前提となる。

強心薬・抗不整脈薬

■強心薬

ジギタリス製剤は心筋の中のCa^{2+}を増やすことによって、収縮力の増強→浮腫《ふしゅ》改善→利尿により、心拍数を減少させます。

■抗不整脈薬

- 頻脈性不整脈に用いる薬物：ナトリウムチャンネル遮断剤（プロカインアミド、リドカイン）、β遮断薬（プロプラノール）など。
- 徐脈性不整脈に用いる薬物：カルシウム拮抗薬（ベラパミル）、β刺激薬（イソプロテレノール）など。

狭心症治療薬

ニトログリセリン（亜硝酸）：冠状動脈を拡張させ、心筋への酸素供給量を増加させて、心臓への負荷を減少させます。

降圧薬・昇圧薬

■降圧薬

	作　用	副作用
β遮断薬	心拍数と心収縮力の低下により心拍出量を減少	徐脈、房室ブロック、頭痛、めまい
カルシウム拮抗薬	血管平滑筋を拡張させる	反射性頻脈、洞性徐脈（ジルチアゼム）
ACE阻害薬	血液中の昇圧物質アンギオテンシンⅡを合成するアンギオテンシン変換酵素を阻害	咳、発疹

■昇圧薬

カテコラミン（塩酸ドパミン・塩酸ドブタミン）：β刺激作用

ミニ情報 頻脈とは脈拍が100/分以上。徐脈は60/分以下。

✔いますぐチェック！

☑ Q1 重要	ジギタリスは治療有効域が広い	×	ジギタリスは治療有効域が狭い
☑ Q2 頻出	ジギタリス中毒の症状は、不整脈、嘔気《おうき》・嘔吐、下痢などである	○	ジギタリス中毒は、低カリウム血症で出現しやすい
☑ Q3	硝酸薬は冠血管を拡張し、冠血流量を増加させる	○	冠血流量を増加させ、十分な酸素を供給する
☑ Q4 頻出	狭心症発作時には、硝酸薬の腸溶錠、点鼻薬を用いる	×	舌下《ぜっか》錠、口腔内スプレー剤を用いる
☑ Q5	硝酸薬の副作用には、便秘、胃酸過多、血圧上昇などがある	×	頭痛、動悸、めまい、血圧低下などがある
☑ Q6	カテコラミンはβ受容体を刺激し、心筋の収縮力を増強する	○	半減期が短いため通常は持続点滴静注する
☑ Q7	昇圧薬として、主に交感神経刺激薬が用いられる	○	カテコラミン系の昇圧薬は、ショックにおける循環不全に用いられる
☑ Q8	アナフィラキシーショック発症時は、カテコラミンの筋肉内注射を行う	○	30分以内のカテコラミン（アドレナリン）筋肉内注射が有効である
☑ Q9	β遮断薬の副作用に、頻脈、尿閉などがある	×	徐脈、気管支喘息の悪化がある

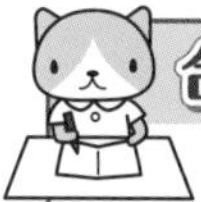

合格ゲットの＋α　関連事項

β受容体

交感神経からのノルアドレナリンが作用したときに、α受容体をもつ器官とβ受容体をもつ器官では異なる反応をします。心臓や気管支にはβ受容体があり、心拍数や心収縮力が増加し、気管支は拡張します。

A. 主な薬物の効果と副作用（有害事象）-Ⅲ

CHECK

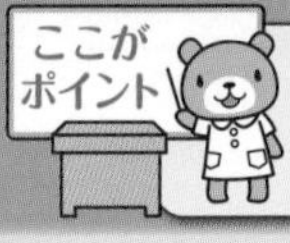

利尿薬は電解質異常を生じやすい。副腎皮質ステロイド薬は免疫抑制作用や抗炎症作用が強いが副作用が多い。糖尿病薬は１型と２型で異なる。

利尿薬

循環血液量を減少させることによって血圧を低下させます。

■各利尿薬の副作用

ループ利尿薬	高尿酸血症、高血糖、低カリウム血症、低血圧、代謝性アルカローシス
サイアザイド系利尿薬	低カリウム血症、高尿酸血症、高血糖、高カルシウム血症、低血圧、アルカローシス
カリウム保持性利尿薬	高カリウム血症、女性化乳房
浸透圧利尿薬	低ナトリウム血症、頭痛
炭酸脱水酵素阻害薬	腎結石

副腎皮質ステロイド薬

主な作用	①抗炎症作用　②抗アレルギー作用　③免疫抑制作用
重症副作用	感染の誘発、骨粗鬆《こつそしょう》症、動脈硬化、副腎不全、血糖値上昇、消化性潰瘍《かいよう》、精神変調、うつ状態
軽症副作用	中心性肥満、満月様顔貌、多毛、顔面紅潮、緑内障、白内障、月経異常

糖尿病治療薬

１型糖尿病ではインスリンの投与が必須です。

２型糖尿病では生活習慣病として食事や運動での改善を試みます。改善しない場合に、経口血糖降下薬、インスリン療法へ移行します。２型糖尿病に使われる薬剤は、インスリン分泌促進薬、インスリン抵抗性改善薬、糖吸収阻害薬などです。副作用に、低血糖やアナフィラキシーショックなどがあります。

ミニ情報　インスリン抵抗性とはインスリンが作用しにくくなること。

いますぐチェック！

Q1	利尿薬は高血圧のほか、心不全の治療にも用いられる	○ 循環血液量を減少させ、心臓への負担を軽減する
Q2	フロセミドは、糸球体に作用して強力な利尿作用を現す	× ヘンレループに作用するループ利尿薬である
Q3	副腎皮質ステロイド薬の副作用に、糖尿病の悪化がある	○ 肝臓での糖新生の作用があるため、血糖値が上昇する。糖尿病患者には慎重投与を要す
Q4 頻出	2型糖尿病の治療は、経口糖尿病薬から開始される	× 食事療法、運動療法が優先される
Q5	経口糖尿病薬は低血糖を起こす可能性がある	○ インスリン分泌を促進し血糖を下げる
Q6	αグルコシダーゼ阻害薬は食前に内服する	○ 食事による糖の吸収を緩徐にし、血糖上昇を抑える
Q7	妊婦の血糖コントロールには、経口糖尿病薬が用いられる	× 催奇形性があるため、妊婦に対してはインスリンを用いる
Q8	インスリン製剤の投与量は「単位」で表す	○ 100単位/mℓに統一されている
Q9 重要	インスリンは皮下に注射する	○ 食事30分前に行い、注射部位を揉まないようにする

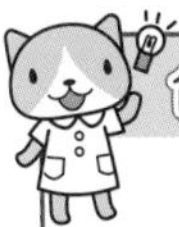

合格ゲットの+α　関連事項

副腎皮質ステロイド薬

長期に使用していると自身の副腎皮質が萎縮してしまいます。この時、副腎皮質ステロイド薬を勝手に中断してしまうと、副腎皮質ホルモンの本来のはたらきである血圧上昇ができなくなり、ショックに陥る危険性があります。

A. 主な薬物の効果と副作用（有害事象）-Ⅳ

CHECK ✓ ✓

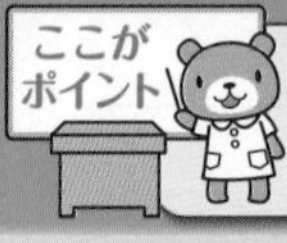

抗血液凝固薬と抗血小板薬は、最終的な作用が似ていても作用機序は異なる。そのため、病態による使い分けがなされる。

血液凝固を防止する薬

副作用として**出血傾向**に注意が必要です。

■抗血液凝固薬（例：ワルファリンカリウム）

- **血液凝固因子**の働きや合成を阻害して血液凝固を防ぎます。
- 肺塞栓症や心房細動による血栓塞栓症などの、血流が遅くなったために凝固系が亢進して形成される血栓（**赤色血栓**）の予防に用いられます。
- ワルファリンカリウム（ワーファリン）投与中に、納豆などの**ビタミンK**を多く含むものと摂ると、作用が減弱します。

■抗血小板薬（例：アスピリン）

- **血小板**の凝集や粘着を抑制します。
- 心筋梗塞やアテローム血栓型脳梗塞などの、血管壁の損傷によって形成される血栓（**白色血栓**）の予防に用いられます。
- アスピリンはアスピリン喘息という呼吸困難を起こすことがあり、**喘息**のある患者には禁忌です。

消化性潰瘍治療薬

粘膜の攻撃因子を抑制するものと、防御因子を増強するものがあります。前者の一種である、粘膜のH_2受容体を遮断し胃酸の分泌を抑制するH_2遮断薬（例：ファモチジン）には、副作用として頭痛、めまい、女性化乳房などがあります。

抗アレルギー薬

アレルゲンの影響を受けた細胞より、ヒスタミンなどの化学伝達物質が放出されるのを防ぎます。ヒスタミン受容体を阻害するタイプのものには、副作用として眠気があります。

ミニ情報 ワルファリンカリウムはプロトロンビン時間で効果を判定する。

いますぐチェック！

Q1	抗血液凝固薬の一般的な副作用は、易感染性である	×	血液凝固が抑制され、出血傾向となる
Q2	抗血液凝固薬は血小板の凝集を抑制する	×	血液凝固因子を阻害する
Q3	アスピリンは抗凝固薬である	×	抗血小板薬である
Q4	ヘパリンナトリウムは、生体外でも血液凝固防止作用を示す	○	生体内外で血液凝固防止作用を示す。血球検査用の採血管に応用されている
Q5 頻出	ワルファリンカリウム使用中は、ビタミンCの摂取を避ける	×	作用減弱を防ぐため、ビタミンKの摂取を避ける
Q6 重要	アスピリンは喘息のある患者には禁忌である	○	気管支収縮作用のあるロイコトリエンが増加し、呼吸困難が起こる
Q7	H_2遮断薬は粘膜の攻撃因子を抑制する	○	胃酸の分泌を抑え、胃粘膜を保護する
Q8	抗ヒスタミン作用を有する抗アレルギー薬の副作用に眠気がある	○	抗ヒスタミン作用のあるものを服用する時は車の運転などに注意する
Q9	がんに使用できる免疫療法薬もある	○	免疫応答を誘導、増強、または抑制することによる疾患の治療に用いる薬である

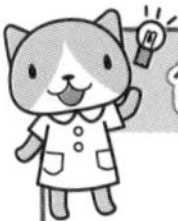

合格ゲットの+α　アドバイス

禁忌薬は覚える

患者の特徴（小児、アレルギーなど）や疾患によっては、使用することにより、症状の悪化や、既に使っている薬の作用の減弱・増強を引き起こす薬があります。生命の危機につながるため、禁忌薬は確実に覚えましょう。

A. 主な薬物の効果と副作用（有害事象）-V

CHECK

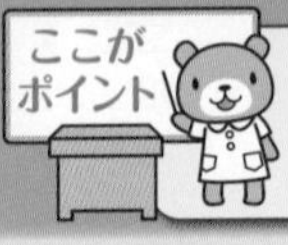

麻薬には強オピオイドと弱オピオイドがあり、がん性疼痛に効果がある。副作用対策を行いながら、患者の QOL 実現のために適切に用いる。

麻薬

■麻薬の作用と副作用

強力な鎮痛効果、多幸感を伴います。依存性や耐性に注意が必要です。

- 強オピオイド(モルヒネ、オキシコドン、フェンタニルなど)：中等度から強度の痛みに用います。モルヒネには天井効果(増量しても効果が変わらない)がなく、量の増加によりいくらでも鎮痛効果を強めることができます。モルヒネは副作用として便秘、悪心《おしん》・嘔吐、眠気、縮瞳《しゅくどう》、尿閉、呼吸抑制があります。
- 弱オピオイド(コデインなど)：軽度から中等度の痛みに用います。

■麻薬の管理

- 麻薬及び向精神薬取締法に基づき管理します。
- 鍵をかけることができる麻薬保管庫で管理し、使用した数量を明確にします。
- 管理者は都道府県知事から免許を受けた医師・歯科医師・薬剤師・獣医師。

消炎鎮痛薬

非ステロイド性抗炎症薬(NSAIDs)が一般的です。天井効果がありますが、がん性疼痛《とうつう》に対しては、オピオイドと併用します。①アスピリン、②インドメタシン、③ジクロフェナクNa、④メフェナム酸、⑤スリンダク、⑥ピロキシカム、⑦エトドラクなどがあります。副作用に胃腸障害、腎障害、出血傾向などがあります。

ミニ情報 モルヒネとペンタゾシンは効果を打ち消し合うので併用しない。

いますぐチェック！

	問題	正誤	解説
Q1	オピオイドとは、モルヒネに類似した鎮痛作用をもつ麻薬様物質の総称である	○	WHO方式は、疼痛の強度によって、3段階の使用方法がとられている
Q2	モルヒネはがん性疼痛の除痛に使用される	○	痛みの強さによって増量する
Q3 頻出	モルヒネの副作用は、呼吸抑制である	○	二酸化炭素の蓄積に対する呼吸反応を抑制する
Q4	フェンタニルパッチは、貼付位置を一定にする	×	貼付位置は毎回変える必要がある
Q5	モルヒネには天井効果がある	×	モルヒネは量の増加で、鎮痛効果を強めることができる。天井効果はない
Q6	使用して残った麻薬注射液は病棟で廃棄する	×	残った注射薬や使用後のアンプルは、麻薬管理者に返却する
Q7 重要	非ステロイド性抗炎症薬で注意すべき有害作用は、消化性潰瘍《かいよう》である	○	このほかに、気管支喘息の誘発、腎障害、出血傾向などがある
Q8	アスピリンは低用量で抗血小板凝集作用を示す	○	脳梗塞《こうそく》、心筋梗塞の治療に用いられる
Q9	アセトアミノフェンの副作用に、再生不良性貧血がある	×	肝機能障害が知られている

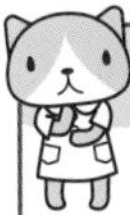

合格ゲットの＋α　関連事項

がん性疼痛のコントロール指標

モルヒネは段階目標に沿って投与量を調節します。第1目標「日中の痛みが軽減され、夜間よく眠れる」、第2目標「日中、安静にしていれば完全な除痛が得られる」、第3目標「体重負荷時にも体動時にも痛みがない」。

B. 薬物の管理

CHECK

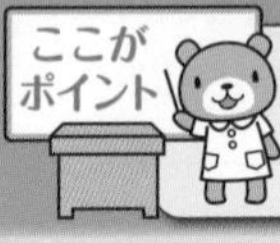

薬物は正しく保管し、使用時は相互作用や禁忌についての確認を要する。薬理効果は患者の体質によって差があることに注意する。

薬物に関する法律

- 医薬品、医療機器等の品質、有効性及び安全性の確保等に関する法律：医薬品、医薬部外品、化粧品、医療機器
- 麻薬及び向精神薬取締法：麻薬、向精神薬
- 覚せい剤取締法：覚せい剤

禁忌

- 消化性潰瘍《かいよう》：アスピリン、インドメタシン、副腎皮質ホルモン剤→症状悪化
- 出血傾向：ワルファリンカリウム→抗凝血作用のため症状悪化
- 心筋梗塞《こうそく》急性期：ジギタリス→心臓の酸素消費量増大
- 胆石・膵炎：モルヒネ→胆道内圧↑膵管内圧↑
- 妊婦：経口糖尿病薬→薬物が胎盤透過し胎児が低血糖
→胎児奇形、発育遅延、胎児死亡

保存方法

（一般に薬剤は高温・多湿環境を避ける必要がある）

- 冷所保存（15℃以下）：インスリン製剤、水薬、座薬、点眼薬、ワクチン
- 遮光保存：ビタミン剤、インスリン製剤、ニフェジピン等

薬理効果に影響する要因

年齢、遺伝的素因、肝機能、腎機能、アレルギー反応、反復投与、薬物相互作用などの影響を受けます。

ミニ情報 「用時溶解」とは薬を使用するときに溶かして使用するという意味。

いますぐチェック！

Q1	ニトログリセリンとバイアグラは併用禁忌である	○	両方とも血管拡張作用があるので急激に血圧が低下し、ショックに至る
Q2 重要	ワルファリンカリウムは、出血傾向のある患者に禁忌である	○	妊婦に投与してはならない
Q3	ワルファリンカリウムはビタミンKに拮抗し、血液凝固因子の産生を抑制する	○	ビタミンKは納豆、クロレラ、青汁などの食品に多く含まれる
Q4	急性膵炎の痛みにはモルヒネを用いる	×	モルヒネは症状を悪化させるため禁忌である
Q5	座薬は常温で保管する	×	常温で保管すると形態が変化することがあるため、冷所保存とする
Q6	麻薬と毒薬は一緒にして、鍵をかけて保存する	×	区別して、鍵のかかるところで保管する
Q7	覚せい剤は麻薬と同様の取り扱いを行う	○	鍵のかかる場所に保管する
Q8	インドメタシン内服薬の禁忌は、関節リウマチである	×	胃粘膜防御能低下のため、消化性潰瘍が禁忌である
Q9	緑内障ではフェニトインの投与が禁忌である	×	眼圧を上昇させる作用をもつアトロピンが禁忌となる

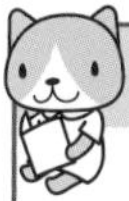

合格ゲットの＋α　関連事項

ジギタリス

心筋の収縮力を高める強心剤ですが、効果を発揮する血中濃度が狭い範囲であるという特徴があります。腎機能の低下した患者は薬物の排泄が遅れて血中濃度が高くなりやすく、ジギタリス中毒（胃腸障害、不整脈など）が起こる危険性があります。

知ってトクする医療関連 key ワード

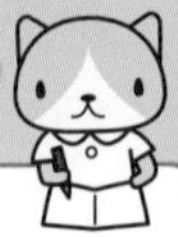

時事ニュース編

ピンクリボン運動

乳がんは早期に見つければ治る病気です。ピンクリボンは乳がんの予防を周知させる運動で、支援団体は1年に1度、マンモグラフィ検診（乳腺・乳房専用のレントゲン検診）を奨励しています。毎年、ピンクリボンデー（10月1日）には、東京都庁舎、レインボーブリッジ、東京タワー、神戸ポートタワー、明石海峡大橋などをピンク色にライトアップするイベントも恒例化してきました。ちなみに、レッドリボンはエイズ、オレンジリボンは子どもの虐待防止、ゴールドリボンは小児がんの子どもたちを支える活動のシンボルとされています。

緩和ケア

世界的に、緩和ケアは「疾患の早期」から提供されるべきであるとされています。指針に「痛みを始めとする諸症状の緩和を図る」、「心理面の問題や霊的な痛みのケアを行う」、「死が訪れるまで患者ができる限り積極的に生きられるように支援する」、「家族が患者の病気や死別の悲しさを乗り越えられるよう支援する」、「QOL を高めて、病気の過程によい影響を与える」、「病気の早い段階にも適用する」などがあり、早い段階からの「緩和ケア」によって、死の瞬間まで人間の尊厳が守られると考えられます。

児童福祉法改正

2022（令和4）年6月に成立した改正児童福祉法は、2024（令和6）年4月1日から施行されました（一部を除く）。

改正の概要は、「子育て世帯に対する包括的な支援のための体制強化及び事業の拡充」や「一時保護所及び児童相談所による児童への処遇や支援、困難を抱える妊産婦等への支援の質の向上」などになります。

Ⅳ章

看護技術に関する基本的な知識を問う

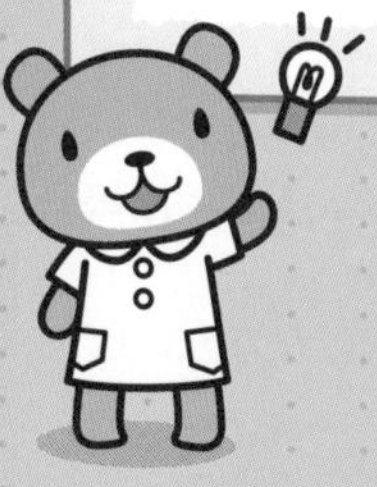

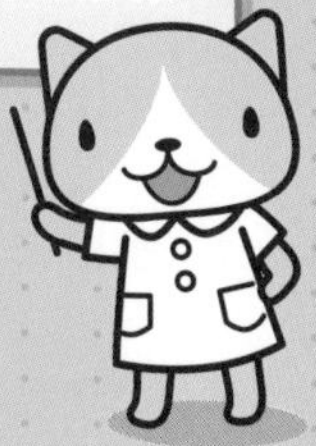

13. 看護における基本技術
14. 日常生活援助技術
15. 患者の安全・安楽を守る看護技術
16. 診療に伴う看護技術

13. 看護における基本技術

A.コミュニケーション

CHECK

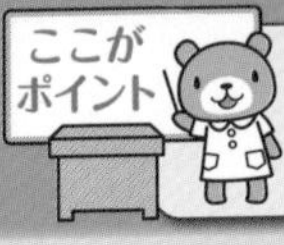

効果的なコミュニケーションは患者と看護師の良好な関係を築くための基本であり、非常に重要な看護技術である。

コミュニケーション

コミュニケーションは、看護師が対象を理解し、対象との治療的援助関係を確立するための基盤となる技術です。

効果的なコミュニケーションとして、傾聴、「開かれた質問」(答えがYesかNoかに絞られない質問)、社交的な会話、受け止め、明確化、焦点化などの技法、対象に応じた分かりやすい言葉の使用や非言語的コミュニケーションを活用する必要があります。

効果的ではないコミュニケーションとして、脅かす、非難する、看護師が話しすぎる、看護師が話さなすぎる、意味のない沈黙、効果のない慰め、しつこい質問、突然結論に飛ぶ、意味なく話題を変えるなどがあります。

コミュニケーションは主に次の2つに分類することができます。

■言語的コミュニケーション

会話や書き言葉といった言語によるコミュニケーション

■非言語的コミュニケーション

ジェスチャー、タッチング、沈黙などの身体言語によるコミュニケーション

面接技法

加齢に伴う変化によって、難聴のある高齢者も多くなります。聞こえが悪いからといって大きな声で話すと、声が高音になるため余計に聞こえづらくなります。普通の声の大きさで、耳元ではっきりと話すとよいでしょう。また、大きな声は怒鳴っているような印象を与えることもあるため、高齢者の自尊心を傷つけないよう注意する必要があります。

ミニ情報 意味のある沈黙もコミュニケーションのひとつとして考えられる。

✔いますぐチェック！

Q1	会話中に沈黙が続いたら、即座に話題を変えるとよい	× 沈黙に意味があることがある
Q2 重要	円滑なコミュニケーションには、開かれた質問が効果的である	○ 開かれた質問をすることによって、会話が広がる
Q3	「今日、どう過ごしたいですか」は、閉じられた質問である	× Yes、Noで答えられない、開かれた質問である
Q4	明るいコミュニケーションのためには、人の多い賑やかな場所を選ぶ	× プライバシーに配慮でき、集中できる場所を選ぶ
Q5 頻出	高齢者とのコミュニケーションでは、大声で繰り返し話す	× 大声では高音となり、かえって聞き取りにくい
Q6	会話が続かない場合は、結論のみを話し、すぐに会話を終了する	× 会話が続かない理由を考え、修正していく必要がある
Q7	方言の使用は、患者との会話に効果的な場合がある	○ 相手が慣れ親しんだ言葉が効果的なことがある
Q8 頻出	タッチングはコミュニケーションではない	× 非言語的コミュニケーションである
Q9	難聴のある高齢者とのコミュニケーションでは、ジェスチャーを取り入れる	○ 身振り、手振りや表情などを効果的に取り入れる
Q10	筆談はノンバーバルコミュニケーションである	× バーバル（言葉的）コミュニケーションである

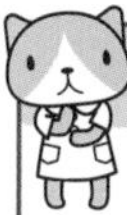

合格ゲットの+α　重要語句

ラポール

コミュニケーションにおける信頼関係のことをラポールといいます。患者との間にラポールが確立できるよう、開かれた質問や傾聴などの手法を活用しましょう。

B. 看護過程

CHECK

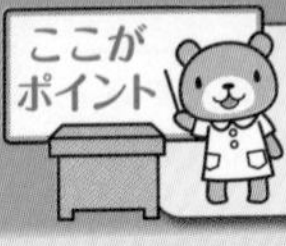

看護過程は、①情報収集 ②情報分析 ③看護問題の明確化 ④計画立案 ⑤介入実施 ⑥評価、を繰り返し、修正を加えながら患者の状態に適した看護を提供するものである。

看護過程

看護を必要としている人の看護問題を明確にするために、情報を収集し、その情報を統合的に分析した上で必要な看護を計画して実施、評価という過程を繰り返します。

■看護過程の螺旋構造

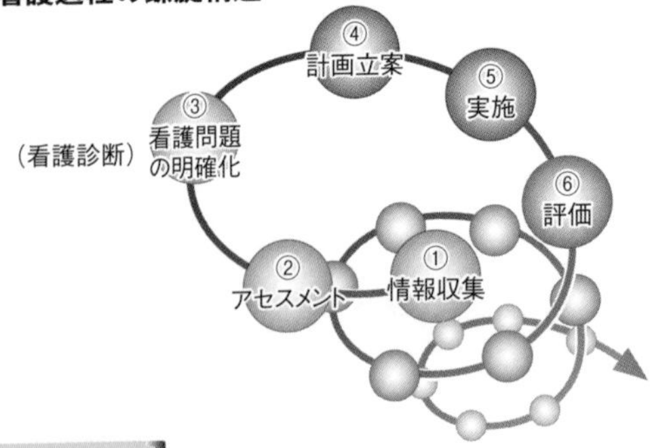

情報収集

フィジカルアセスメントで得た患者の状態、既往歴、検査データなどを客観的情報といい、患者自身が感じたり考えたりする内容を主観的情報といいます。

収集した情報については正確さを確認し、主観的情報と客観的情報を付き合わせ、患者の話の内容と観察内容が一致しているかどうか確かめる必要があります。

看護記録

主な記録形式として、フォーカスチャーティング、問題志向型診療録、経時的叙述記録、クリニカルパスがあります。看護記録は法的資料でもあるので、取り扱いには注意が必要です。

ミニ情報 看護過程はフィードバックを受けながら繰り返される。

いますぐチェック！

Q1 重要	看護過程には、アセスメント（情報収集・分析）、問題の明確化（看護診断）、計画立案、実施、評価がある	○　これらを繰り返し行うのが看護である
Q2	看護計画は、医師の指示の下で立てる	×　看護計画は看護独自の計画である
Q3	看護記録は、予想したことを含めて書く	×　事実を正確に書く
Q4 重要	看護過程ではクリティカル・シンキングを活用する	○　批判的思考であるクリティカル・シンキングを活用してフィードバックをする
Q5	入院から退院までの経過を表としてまとめたものを、経時的叙述記録という	×　クリニカルパスという。患者への説明、医療内容の評価・改善を行う
Q6	S、O、A、Pに分けて書く記録を、フォーカスチャーティングという	×　問題志向型診療録である。フォーカスチャーティングはD、A、Rである
Q7	経時的叙述記録は、患者の現在の問題に焦点を当てる	×　情報やケア内容を、時間を追って記述する
Q8	クリニカルパスは、患者一人ひとりにそれぞれのものが作られる	×　疾患や病態ごとに作られる
Q9	勤務引き継ぎの際、申し送りをすれば記録は省略できる	×　自分が得た情報、行った看護は皆で共有する必要があり、省略できない

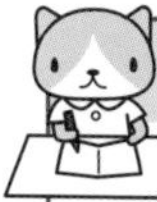

合格ゲットの＋α　アドバイス

看護問題

医療者側だけの判断ではなく、本人や家族の思いも加味しながら看護問題を抽出します。

13. 看護における基本技術

C. フィジカルアセスメント-Ⅰ

CHECK

フィジカルアセスメントの基本であるバイタルサイン測定は、患者の状態を知るために重要であり、正常値と異常値を正しく理解する必要がある。

フィジカルアセスメント

フィジカルアセスメントとは、バイタルサインをはじめとして患者の全身を観察し、視診、打診、聴診、触診などによって患者の状態を把握、アセスメントすることをいいます。

患者が今どのような状態にあるかということをアセスメントするためには、バイタルサインの計測がまず必要です。また、得られた計測値から、どのような異常が生じているのかということを把握するには、定期的に観察を行い、異常値とその意味・対応を理解しておくことが重要です。

■成人のバイタルサインの正常値

		正常値	備　考
体温	腋窩《えきか》温	36.0～37.0℃	0.2～0.4℃程度の日内《にちない》変動があり、明け方が最も低い
	口腔《こうくう》温	腋窩温+0.2～0.5℃	
	直腸温	腋窩温+0.4～0.7℃	
呼　吸		12～15回/分	呼吸の深さ、リズムの観察を行う
脈　拍		60～90回/分	頻脈：100回/分以上 徐脈：60回/分以下
血　圧		130mmHg未満/ 80mmHg未満	上腕のカフ圧迫部位と心臓を同じ高さにする

バイタルサインに影響を与える因子

食事、運動、入浴、喫煙、精神的興奮などさまざまな要因によって、バイタルサインは影響を受けます。そのため測定時にはなるべく安静を保つとともに、値に普段との違いがみられるようであれば、影響を与えている因子が何かを確認します。

ミニ情報 フィジカルアセスメントは、五感を使って測定する。

いますぐチェック！

Q1	非接触性の体温測定は、最も外気温の影響を受ける	○	最も影響を受けにくいのは直腸温である
Q2	脈拍が120回/分以上の場合を頻脈という	×	100回/分以上を頻脈という
Q3	成人の正常呼吸回数は約30回/分である	×	12～15回/分である
Q4	ビオー呼吸は終末期にみられる	×	無呼吸と不規則な呼吸が繰り返され、脳腫瘍、脳外傷などでみられる
Q5	糖尿病昏睡《こんすい》ではクスマウル呼吸がみられる	○	深い呼吸が繰り返される
Q6	無呼吸・浅い呼吸・深い呼吸を繰り返すものをチェーン-ストークス呼吸という	○	終末期に特徴的である。重症心不全や尿毒症でもみられる
Q7	外界の気温が高いときは、血圧が高くなる	×	皮膚血管が拡張して、最高・最低血圧共に低下する
Q8 重要	収縮期血圧と拡張期血圧の差を脈圧という	○	心臓から駆出される血液量と血管の伸展性（弾性）によって決まる
Q9	交感神経が興奮すると血圧は低下する	×	末梢血管が収縮するため血圧は上昇する
Q10	血圧が普段より高く測定された場合、ただちに再測定する	×	数分は安静を保ち再測定する

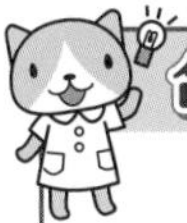

合格ゲットの+α アドバイス

アセスメントのポイント

バイタルサインの正常値を覚えることは基本ですが、測定値が何を表しているかということをアセスメントすることが重要です。測定値をみたら、すぐにアセスメントするクセをつけると、状況設定問題を理解しやすくなります。

C. フィジカルアセスメント－Ⅱ

CHECK

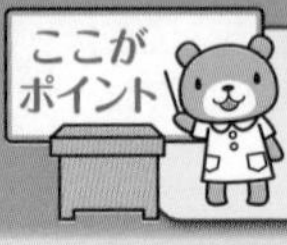

重症度・緊急度を判断するために意識レベルを評価するスケールが必要で、ジャパン・コーマ・スケールなどが用いられる。

意識レベルの評価

■ジャパン・コーマ・スケール（JCS、3-3-9度方式）

痛み刺激と覚醒状態で評価します。

Ⅰ	刺激しなくても覚醒している	1	大体意識清明だが、はっきりはしない
		2	時・人・場所がわからない（見当識障害）
		3	自分の名前・生年月日が言えない
Ⅱ	刺激すると覚醒する	10	普通の呼びかけで容易に開眼
		20	大きな声または体を揺さぶって、開眼
		30	刺激し、呼びかけを繰り返して、開眼
Ⅲ	刺激しても覚醒しない	100	痛み刺激に、払いのけるような動作
		200	痛み刺激で手足を動かす。顔をしかめる
		300	痛み刺激に全く反応しない

- 開眼状態で評価しにくい場合の評価基準
  R：不穏状態、I：失禁、A：自発性喪失
  レベル評価例：JCS Ⅱ-20-R（または20-R）

■グラスゴー・コーマ・スケール（GCS）

開眼機能（E）	自発的	4
	呼びかけに対し	3
	痛み刺激に対し	2
	な　し	1
言語機能（V）	見当識正常	5
	混乱した会話	4
	でたらめな言葉	3
	了解不能な発声	2
	な　し	1

運動機能（M）	命令に従う	6
	刺激部位識別性反応	5
	非識別性回避反応	4
	四肢異常屈曲	3
	四肢伸展	2
	な　し	1

ミニ情報 エマージェンシー・コーマ・スケール（ECS）は、JCSの改良版である。

いますぐチェック！

Q1 頻出	意識レベルの観察で最初に行うのは、痛み刺激を与えることである	× 覚醒状態の確認をするため、まず患者に呼びかける
Q2	ジャパン・コーマ・スケール(JCS)は、急性期の意識評価に有効である	○ JCSは急性期、GCSは慢性意識障害の評価に有効である
Q3	ジャパン・コーマ・スケールでは、点数が小さいほど重症である	× 点数が大きいほど重症。GCSでは、点数が小さいほど重症である
Q4	ジャパン・コーマ・スケールでは、開眼・言語・運動機能の3要素で評価する	× 開眼・言語・運動機能の3要素で評価するのはGCSである
Q5	JCSによる評価のうち、刺激に対して覚醒せず、痛み刺激にも全く反応しないのはⅠ-300である	× 刺激に対して覚醒しない場合はⅢ。痛み刺激に全く反応しないのは300。よって、Ⅲ-300となる
Q6 重要	痛み刺激に対して、払いのけるような動作をするのはⅡ-30である	× 開眼しているわけではないので、Ⅲであり、Ⅲ-100となる
Q7 頻出	グラスゴー・コーマ・スケール(GCS)は意識レベルの評価法である	○ なお、JCSは痛み刺激と覚醒状態で意識レベルを評価する
Q8	意識障害があるときには、瞳孔の観察も行う	○ 意識障害を判断する指標となる

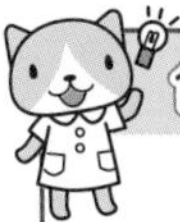

合格ゲットの+α　頻出テーマ

意識レベルの観察の順序

意識レベルの観察は、次の順序で行います。

①患者に呼びかける(名前、生年月日、時間、場所など)

②身体を揺さぶる

③痛み刺激を与える(爪や胸骨を押す)

④対光反射を観察する

A. 食事

CHECK

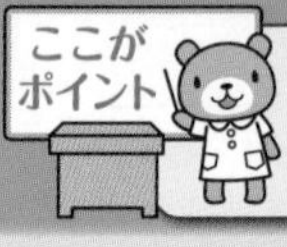

食事は上半身を起こして摂取するようにし、頸部を前屈し、誤嚥に気をつける。とろみのある飲み込みやすい食事内容とする。

食事介助の方法

■注意点

- 食事介助の際には、患者のペースに合わせ、ゆったりとした雰囲気で行うようにします。
- 1人で食事動作ができない場合でも、必要な部分のみ援助を行います。患者の残存機能を活かし、自立レベルを低下させないようにします。
- 患者と目線が同じ高さになるように座ります。
- 1回に口に入れる量は、多すぎず適量にします。
- 患者が口を閉じてから、スプーン等をゆっくり抜きます。

(例)障害別にみる援助例

片麻痺患者	健側上肢を活用するため、麻痺側に安楽枕を置き、身体を安定させる。食べ物は口の健側から入れ、食べこぼしを少なくする。必要に応じて、自助具や補助具を利用する
視力障害患者	食事内容を説明し、食器の位置を患者と一緒に確認する。自力による摂取を見守り、援助する
嚥下《えんげ》障害患者	食べ物にとろみをつけることで嚥下しやすくなる。ゼリーやプリンなども適している。刺激の強い食べ物は避ける(胃食道逆流の原因となり、胃酸による誤嚥を起こしやすいため)

誤嚥の予防

- 体位は座位もしくはファウラー位にします。
- 頸《けい》部の後ろに枕などを入れて少し前屈するようにします。
- 健側から介助を行います。吸引器を準備しておきます。

ミニ情報 床上の食事介助では、ベッドを 30 ~ 60° ギャッジアップする。

いますぐチェック！

Q1 頻出	誤嚥《ごえん》で肺炎が発症する可能性がある	○	誤嚥によって、気管や肺に細菌が吸引され、誤嚥性肺炎になる
Q2	座位を保てる患者は、足底を床につけた姿勢で食事を摂る	○	車いすの場合はフットレストを外す
Q3	片麻痺のある患者の食事介助では、介助者は麻痺側に位置するようにする	×	介助者は、介助しやすいように健側に位置するようにする
Q4 重要	食事介助で、嚥下反射を起こしやすくするために、頸部を前屈するようにする	○	頸部を前屈しない場合、咽頭と気管が直線になり、誤嚥しやすくなる
Q5	食事介助では、1回に口に入れる量を多めにし、食事摂取量を増やす	×	1回に口に入れる量を多めにすると、誤嚥を起こしやすい
Q6 重要	嚥下障害の患者に食事を再開する場合には、とろみがある食事から開始する	○	とろみがあり、べとつかず噛み切りやすい、温度が適度であるような食事がよい
Q7	食材を細かく刻むことで食塊形成を促すことができる	×	食材を細かく刻むと食塊形成が難しくなる
Q8	食塊が咽頭から食道へ送り込まれる相は咽頭相である	○	正常な嚥下は、準備相→口腔相→咽頭相→食道相の順に進む

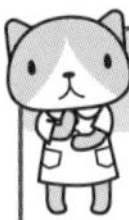

合格ゲットの+α　関連事項

改訂水飲みテスト

嚥下障害のレベルを評価する方法のひとつです。3mℓの冷水を嚥下させ、嚥下反射の有無、口角からの流出、むせ、呼吸の変化などを観察し、判定します。

B. 排泄 - I

CHECK

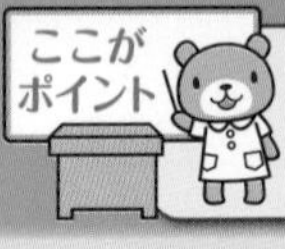

導尿とは、尿道口よりカテーテルを挿入し、膀胱内の尿を排出させる処置である。排尿障害時の処置や無菌尿採取の際に無菌操作で行う。

導尿

カテーテルを挿入することにより、膀胱内の尿を排泄させる方法を導尿といいます。尿路感染を防ぐため、カテーテルの挿入は無菌操作で行います。

導尿の目的	排尿障害時の処置(尿閉など)、検査(無菌尿採取や残尿測定など)
導尿時に使用するカテーテル	ネラトンカテーテル(成人・間欠的な導尿に使用する) 仏式12～15Fr、英式6～8号

導尿の方法

男性

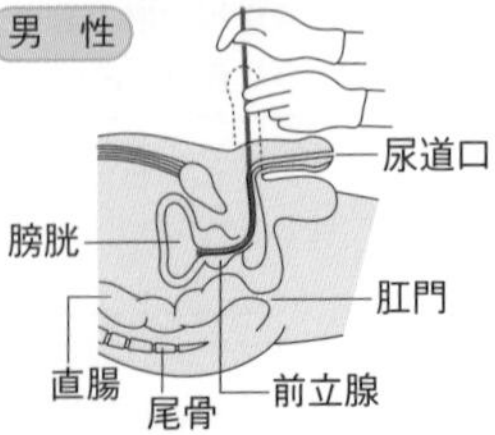

• カテーテルを尿道口から20cm挿入する

女性

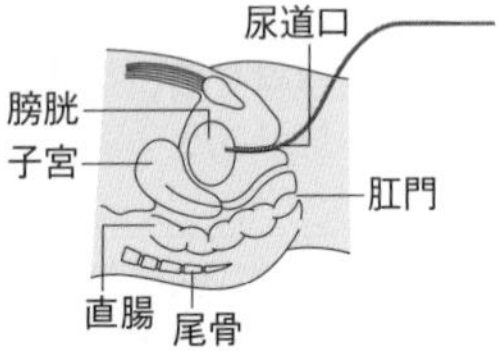

• カテーテルを尿道口から6～7cm挿入する

■膀胱留置カテーテル

尿閉などの際には、膀胱にカテーテルを留置し、持続的導尿を実施します。バルーンカテーテルは男：14～20Fr、女：12～18Fr（仏式)を使用します。

■注意点

• カテーテルを留置するための固定用バルーンには、滅菌蒸留水を使用します。

 ミニ情報 尿路感染や結石形成を防ぐため、カテーテルは定期的に交換する。

✔いますぐチェック！

☑ Q1 重要	一時的導尿は、無菌操作で行う必要はない	× 尿道口付近は細菌が繁殖しやすく、逆行性感染予防のため、無菌操作を徹底する
☑ Q2 頻出	成人女性に導尿を行う際のカテーテル挿入の長さは、11～14cmである	× 女性の場合は6～7cm、男性の場合は20cmである
☑ Q3	成人男性の導尿における尿道口の消毒を行う際には、亀頭から尿道口にかけて円を描くように行う	× 尿道口から亀頭にかけて、「の」の字を描くように行う
☑ Q4 頻出	男性の一時的導尿では、カテーテル挿入開始時の陰茎の下肢側からの角度は90°にする	○ 90°で尿道がまっすぐになり、約15cm挿入、その後60°にし、約5cm進める
☑ Q5	女性の持続的導尿では、カテーテルを大腿前面に固定する	○ カテーテルの屈曲や抜け落ちを防ぐためである
☑ Q6	男性の持続的導尿では、陰茎が下を向くようにカテーテルを固定する	× 尿道を圧迫しないように、陰茎を上方にし、腹部に固定する
☑ Q7	膀胱留置カテーテルの固定用バルーンに入れるのは、生理食塩水である	× 滅菌蒸留水を入れる。生理食塩水では塩分が析出してカテーテルが閉塞する
☑ Q8	持続的導尿中は陰部洗浄は行わない	× 感染予防対策として陰部洗浄など清潔保持は重要である

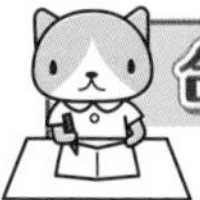

合格ゲットの＋α　アドバイス

排泄援助

排泄援助は、一般問題でも出題されています。排泄のメカニズムとあわせて、排泄援助の目的と手技をしっかりと覚えておくと得点アップにつながります。

B. 排泄 - Ⅱ

CHECK ✓ ✓

自然な排便を促す援助を行ったにもかかわらず排便がみられない場合に、浣腸や摘便が行われる。患者の羞恥心に配慮し、不快感を与えないように注意する。

排便を促す援助

入院中は、環境の変化や活動量の低下などから便秘を訴えることも多くなります。まず、なぜ便秘に至ったかをアセスメントし、その上で必要であれば薬剤の使用、浣腸や摘便などの援助を考慮します。排泄に関する援助は、患者の羞恥心を伴うものであるため、十分に配慮します。

グリセリン浣腸

薬物刺激により腸粘膜を刺激し、大腸の蠕動《ぜんどう》運動を促します。

- 腸管や腹腔内に炎症や出血がある場合、下部消化管術後、急性腹症などの場合は禁忌です。
- 浣腸液は40～41℃程度に温めます。
- 左側臥《そくがい》位で行います。
- チューブに潤滑油をつけ、成人では4～6cm程度挿入します。
- 浣腸液は患者の状態を確認しながらゆっくり注入します。
- 浣腸液注入後、3～10分程度待ってから排便するよう伝えましょう。

摘便の注意点

便が長期間直腸内に貯留し、硬くなったために自力で排便できなくなったときに行います。

- 脳圧亢進症状を呈する者、極端に血圧が高い患者には禁忌です。直腸・肛門に病変がある場合、医師に指示を仰ぎます。
- ゴム手袋を装着した示指に十分に潤滑油をつけ、肛門からゆっくり挿入し、優しくかき出していきます。便塊が硬くて大きい場合には、数回に分けて行いましょう。

 ミニ情報 7cm以上の浣腸チューブは直腸損傷の危険があるため使用しない。

✔いますぐチェック！

☑ Q1	浣腸液は体温よりもやや低めの温度のものを用いる	×	40℃程度に温める
☑ Q2 頻出	浣腸時の体位は、腹臥位をとらせる	×	左側臥位である
☑ Q3 重要	浣腸のカテーテルは、肛門から10～15cm挿入する	×	直腸管を傷つけない、4～6cmとする
☑ Q4	浣腸液は素早く注入し、早く終了するようにする	×	注入速度はゆっくりと低圧で行う
☑ Q5	肛門近くにある硬い便塊は一気に取り出す	×	硬い便塊を一気に取り出すと疼痛《とうつう》を伴う
☑ Q6	摘便時、手袋をはめた指には十分に潤滑油を塗布する	○	腸管の粘膜を損傷しないよう、優しく行う
☑ Q7	浣腸実施後、なるべく早く排便を促す	×	すぐに排便をすると浣腸液のみ排出してしまうため、3～10分程度待ってから排便する
☑ Q8	浣腸や摘便の実施時には、患者に腹式呼吸を促す	×	腹壁や肛門括約筋の緊張を緩和するために、口呼吸を促す
☑ Q9 重要	頭蓋内圧亢進が疑われる患者に対し、浣腸は禁忌である	○	浣腸の刺激により、さらに症状を悪化させるため禁忌である
☑ Q10	嵌《かん》入便では、肛門の手前で固い便が貯まる	○	寝たきりの高齢者に多い

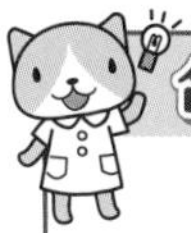

合格ゲットの＋α　関連事項

排便を促す方法

自然な排便を促す方法として、飲水量の確保、腹部マッサージ、温罨法《あんぽう》、適度な運動、食物繊維の豊富な食品の摂取、乳製品の摂取などが挙げられます。

14. 日常生活援助技術

C. 活動と休息

CHECK

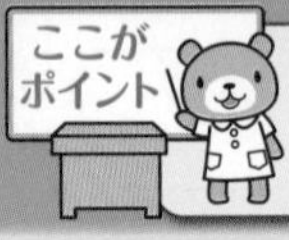

ボディメカニクスとは、人間の身体を力学的にとらえ、無理や無駄のない効率的な動作をいう。看護に取り入れることで、患者、看護師双方にメリットをもたらす。

体位変換

体位変換とは、体位を自分でかえることができない人にかわり、身体の向きや姿勢をかえて保持することです。

■主な体位の特徴

体　位		特　徴
仰《ぎょう》臥《が》位《い》	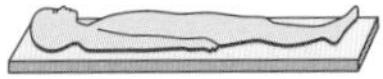	支持基底面積が広く、重心が低いため安定している。消費エネルギーが最も少ない
側《そく》臥《が》位	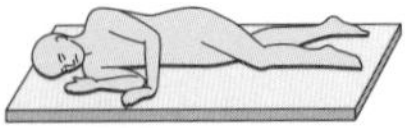	支持基底面積が狭く、重心が高いため不安定である。体圧が分散せずに一部分に圧迫が生じる
ファウラー位	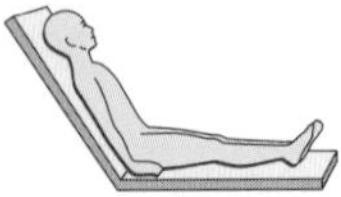	内臓や横隔膜が下がり、呼吸がしやすい。仙骨などに体圧が集中する

ボディメカニクス

人間の身体構造や機能を力学的にとらえた姿勢や、無駄のない効率的な動作のことをいいます。

■ボディメカニクスの基本

- 重心を低くして安定した作業姿勢をとる
- 対象に近づき大きな筋群を使用する
- 対象を小さくまとめる
- 基底面積を広くとる
- てこの原理を利用する
- 患者の自然な動きを助ける

ミニ情報 ADLを効率的に行うための身体の使い方をボディメカニクス技術という。

✔いますぐチェック！

Q1	患者移動時には、看護師は足を揃えるとよい	×	足を開き、基底面積を広くする
Q2	対象を小さくまとめると、摩擦抵抗が少ない	○	体位変換・移動の基本である
Q3 頻出	重心を高くすると安定する	×	重心は低い方が安定する
Q4 重要	大きな筋群を用いることが効率的である	○	大きな筋群を利用すると、負担が少なくなる
Q5	体位変換時には、患者との距離を広くとる	×	対象と近づくことで安定する
Q6	ボディメカニクスの活用は、看護師にのみ、よい効果をもたらす	×	患者、看護師双方にとって効率よく、安楽である
Q7	座位は、基本姿勢の中で最も不安定な姿勢である	×	最も不安定で疲れやすい姿勢は、立位である
Q8 頻出	呼吸困難時に仰臥位をとらせると、呼吸が楽になる	×	呼吸がしやすい体位は、ファウラー位や起座位である
Q9	仰臥位は、安楽で安定している	○	仰臥位は、患者のエネルギーの消耗が最も少ない体位である
Q10	ポジショニングは褥瘡予防につながる	○	関節の拘縮や変形の予防にもつながる

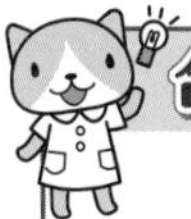

合格ゲットの+α　重要語句

ボディメカニクスの原理

ボディメカニクスは、人体の骨格・筋肉・神経・内臓などの各系統間の力学的相互の諸機能が、最も効果的にはたらくような身体の位置関係を作り出すことです。最大の目的は介助者の「腰痛防止」といわれます。

14. 日常生活援助技術

D. 清潔

CHECK

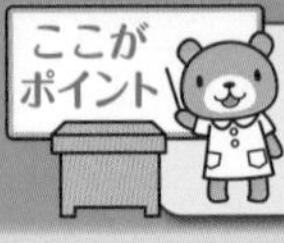

身体を清潔に保つことは社会生活を行う上で必要不可欠である。援助が必要な患者の状態に合わせて、入浴、シャワー浴、部分浴を提供する。

入浴・シャワー浴・清拭の効果

入浴、手浴・足浴、シャワー浴、清拭《せいしき》などは温熱作用をはじめとして、血液循環を促進させるなど、身体・精神的にさまざまな効果をもたらします。

清拭

- 蓋付ポリバケツなどに70℃前後の熱めの湯を準備し、清拭部位、患者の好みなどによって適宜湯温を調整します。
- 体力の消耗、羞恥心、体温低下を防ぐため、必要最低限の露出とします。
- 末梢《まっしょう》から中枢へ向かって拭き、循環を促します。
- プライバシーに配慮します。
- 隙間風などが患者に当たらないよう、環境調整を行います。
- 皮膚の乾燥がある場合は、終了後に保湿を行います。

陰部洗浄

陰部は皮膚や粘膜が接しており、排泄物で汚染されやすく、清潔が保てなければ尿路感染を招くことがあります。そのため、清潔行動に制限がある患者にとって、陰部洗浄は必要不可欠なケアです。

- 38～40℃程度の温湯を使用します。
- 感染防止のため、女性の場合は尿道口から膣口、肛門の順で洗浄します。
- 不必要な露出を避け、羞恥心に十分に配慮します。
- トイレまでの移動が可能で、患者が座位を保持できる場合、温水洗浄便座を使用し、必要な介助を行う場合もあります。

ミニ情報 清潔の援助技術は、羞恥心に対する配慮が最重要である。

いますぐチェック！

Q1 頻出	清拭時は、中枢から末梢へ向かって拭いていく	×	末梢から中枢へ向かって拭く
Q2	全身清拭でタオルが皮膚に当たるときの温度は40～45℃とする	○	そのためベースン内には50～55℃前後の湯を準備する
Q3	入浴では静水圧作用がある	○	入浴により圧がかかり、血液循環が促進される
Q4	半身浴では、心窩部より下を湯につける	○	心負担が少なくなる入浴法であるが、上半身が冷えるためタオルなどをかける
Q5 頻出	陰部洗浄は、肛門から尿道の順で洗う	×	女性では、尿道口から膣口、肛門の順で洗浄する
Q6 重要	陰部洗浄には38～40℃の温湯を用いる	○	粘膜などデリケートな部分であり、ややぬるめの温湯を用いる
Q7	感染防止のため、強くこすりながら陰部洗浄を行う	×	粘膜であるため、強くこすることのないように洗う
Q8	陰部洗浄には滅菌手袋を使用する	×	手袋は必要であるが、滅菌である必要はない
Q9 重要	膀胱留置カテーテル挿入中は陰部洗浄を避ける	×	尿路感染を防ぐために行う

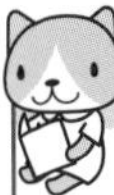

合格ゲットの+α　重要語句

静水圧作用

入浴の作用として、温熱作用のほかに静水圧作用もあります。静水圧作用とは、お湯につかった部分に水圧がかかることで、マッサージ効果によって血液循環を促進することができます。ただし、循環器系などに疾患のある場合は、全身浴では負担がかかることもあるため、水圧の少ない半身浴が適しています。

A. 療養環境

CHECK ☐ ☐

ここがポイント

患者の生活の場であるベッドや病室は、プライバシーが守られるよう配慮し、療養生活を送るのにふさわしい環境を調整し、提供する必要がある。

環境調整

患者は入院生活を余儀なくされることによって、治療だけでなく、限られた空間で就寝、食事、余暇の時間を過ごさなければなりません。看護師は、患者にとって快適で清潔な環境が確保できるよう、温度、音、光などの調整を行う必要があります。

病室環境

患者にとって、病室は生活の場です。看護師が何気なくするおしゃべり、歩く際の靴音、器具の音なども、患者は騒音と感じることがあるということを忘れてはなりません。

■病室環境の調整例

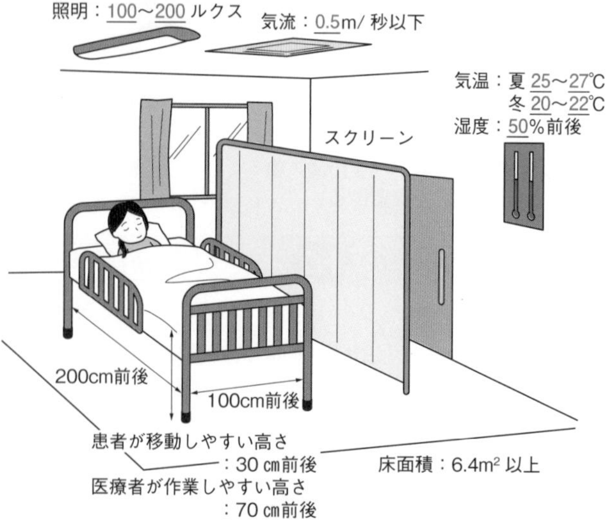

ミニ情報 病室床面積は、医療法施行規則で定められている。

✔いますぐチェック！

Q1	外気温と冷房室内の温度差は10℃以内が望ましい	×	5℃以内が望ましい
Q2	夏季の病室温度は25～27℃が適している	○	冬季は20～22℃が適している
Q3	病室内の湿度は65％前後が適している	×	50％前後に調節する
Q4	病室内の換気は1日1回程度とする	×	新鮮な空気の入れ替えという観点からも適宜、換気が必要である
Q5	病室内の気流は1m／秒以上が適している	×	0.5m／秒以下である
Q6	病室において80dB以上の音は騒音となる	○	患者にとっては40～50dB以下が望ましい。80dB以上の音は騒音となる
Q7 頻出	病室の照度は200～300ルクス程度が適している	×	100～200ルクス程度がふさわしい
Q8	病室の照度は照明だけで調節する	×	適度に自然光をとりいれる
Q9 頻出	病室床面積は、患者1人につき5.5m^2以上と定められている	×	1人につき6.4m^2以上である
Q10	患者が移動しやすいベッドの高さは端座位で足底が床に着く高さである	○	高さ30cm前後が望ましい

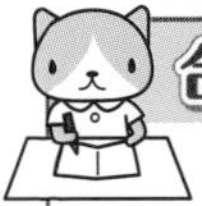

合格ゲットの+α　頻出テーマ

療養環境の基準値が頻出

療養環境に関する問題では、温度や湿度など、具体的な基準値までよく問われます。また、病室より手術室の照度が高いか低いかなど（処置を行う部屋の方が明るい）、応用力を問う問題も出題されます。

15. 患者の安全・安楽を守る看護技術

B. 医療安全対策

CHECK

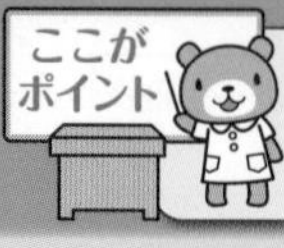

医療事故防止に取り組むことは、医療の質を保証することにつながる。ヒヤリ・ハット事例を分析して、事故を未然に防ぐ。

転倒・転落の防止

- 患者の行動範囲の障害物は取り除いておきます。
- 床面に水がついているとすべりやすいので拭き取ります。
- **排泄介助中**、**移乗介助中**の転倒・転落の実態を把握します。
- キャスターの**ストッパー**を必ずかけるようにします。

誤薬の防止

- ラベルは３回確認するようにします。
- 薬を使用する前に看護師２人で**ダブルチェック**をします。
- ６つのR(Right)：正しい**患者名**、正しい**薬剤名**、正しい**目的**、正しい**投与時間**、正しい**投与量**、正しい**投与経路**
- **ネームバンド**を確認します。

誤嚥・窒息の防止

- 食事介助中は中断して場を離れることのないようにします。
- 咀《そ》嚼《しゃく》機能をよく観察します。

コミュニケーションエラーの防止

- 伝えたいことを明確にし、短い文で伝えます。
- 自然な**イントネーション**で話します。
- 全体と部分の関係を明確にして伝えます。
- **事実**と**意見**をはっきり分けて伝えます。

インシデントレポート

「事故（アクシデント）には至らなかったが、ヒヤリとしたりハッとしたりした経験」に関しては、**ヒヤリ・ハット事例**として**インシデントレポート**を提出します。

ミニ情報 医療事故・医療過誤が起きたらアクシデントレポートを提出する。

✔いますぐチェック！

Q1 頻出	左片麻痺のある高齢者がポータブルトイレを使用する際には、高齢者の左側に置く	×	片麻痺の患者は健側を軸に移動する。左片麻痺の場合は右側に置く
Q2	高齢者の転倒・転落防止のため、車椅子での移動中もフットレストから足を下ろしておく	×	移動中はフットレストに足を乗せておく。停車中は足底を床面に置き、座位を安定させる
Q3	与薬の準備では、投与する薬剤の単位と処方箋の単位を確認する	○	2人以上で処方箋と照合し、ダブルチェックする
Q4	睡眠中の患者の氏名を確認する方法として、ベッドネームとネームバンドで確認する	○	患者誤認の防止として、ネームバンドの確認をするのがよい
Q5	食事終了後は、しばらく座位にする	○	座位で食物が逆流するのを防ぐことで、誤嚥《ごえん》や窒息を防止する
Q6	インシデントレポートの目的は責任追及である	×	再発防止である
Q7 頻出	インシデントレポートは、当事者が報告しなければならない	×	ヒヤリ・ハットに気づいた人が、できるだけ早く報告する
Q8	医療事故につながる可能性のある事象を医療過誤と呼ぶ	×	インシデントと呼ぶ

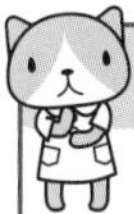

合格ゲットの＋α　重要語句

医療事故と医療過誤

医療事故は、医療の場所及び医療の全過程において発生するすべての人身事故のことです。このうち、医療従事者の過失によって患者に被害が発生することを医療過誤といいます。

C. 感染防止対策 - I

CHECK

ここがポイント

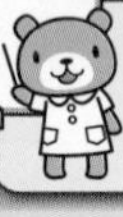

院内感染予防策としてスタンダードプリコーションや手洗いが行われる。患者に対する感染防止策であると同時に、看護師自身が感染から身を守る意味ももつ。

スタンダードプリコーション(標準予防策)

「すべての患者の血液、体液（汗を除く）、分泌物、排泄物、傷のある皮膚、粘膜は伝播し得る病原体を含んでいるかもしれないとみなして取り扱う」と定義されています。

手指衛生

1

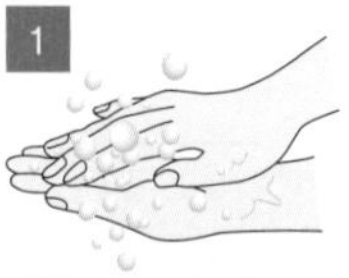

手のひらを洗う

2

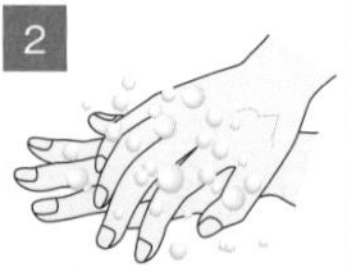

手のひらで手の甲を包むように洗う。反対も同様に

3

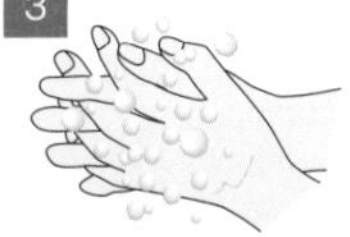

指の間もよく洗う

4

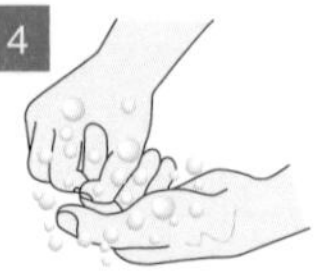

指までよく洗う

5

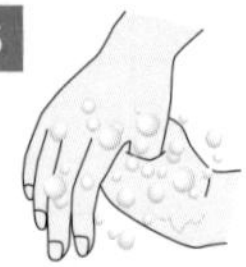

親指の周囲もよく洗う

6

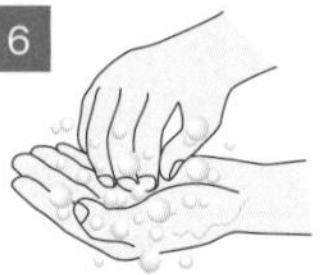

指先、爪もよく洗う

7

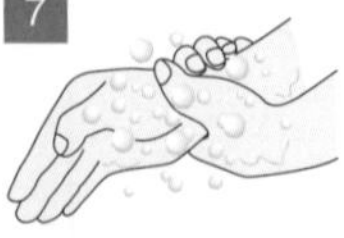

手首も洗う

- 一処置一手洗い
- 手袋もケアごとに交換

ミニ情報 接触のおそれがある時は、手袋・エプロン・マスク等を着用。

いますぐチェック！

Q1 重要	スタンダードプリコーションは患者誤認を予防するために行われる	×	院内感染予防を目的にとられる標準予防策である
Q2	採血時、患者が嫌がる場合でも手袋は必ずつける	○	血液に触れる可能性があるため、手袋は必要である
Q3	衛生学的手洗いでは、手首を最後に洗う	○	親指、爪、手首は洗い残しの多い部分であり、十分に意識して洗う
Q4	消毒液使用時は手洗いを省略できる	×	手洗いは省略してはならない
Q5	手洗い後はペーパータオルで水分を拭き取る	○	使い捨てペーパータオルを使う
Q6	手洗いは20秒以内で素早く行う	×	1分はかけ、洗い残しがないよう注意する
Q7	新型コロナウイルスへの感染対策として、マスク着用がある	○	インフルエンザの感染対策と同様にする
Q8 頻出	手袋を装着して患者の処置を行った場合には、処置後の手洗いは必要ない	×	一処置一手洗いを励行する
Q9	感染症患者の処置後、血液汚染がない廃棄物はそのまま捨てる	×	血液汚染の有無にかかわらず、感染性廃棄物として処理する

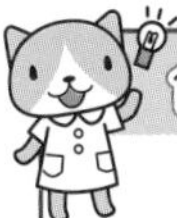

合格ゲットの＋α　頻出テーマ

手指衛生の分類

手指衛生は、手洗い（日常的手洗い）、手指消毒（衛生学的手洗い）、手術時手指消毒（手術時手洗い）に分けられます。これらのうち、日常的に医療現場で行われているのは衛生学的手洗いです。

15. 患者の安全・安楽を守る看護技術

C. 感染防止対策 - Ⅱ

CHECK

院内感染防止策のひとつとして行われる消毒法では、対象物の種類、形状、大きさなどにより適切な消毒方法と消毒薬を選択することが重要である。

滅菌と消毒の方法

消毒と滅菌は、殺滅できる微生物の種類と量に違いがあります。

■除菌・滅菌・消毒の目的

除　菌		病原体数を減らして清浄度を高めること
滅　菌		芽《が》胞《ほう》を含むすべての微生物を殺滅除去すること
消　毒	生　体	皮膚や粘膜表面に薬物を塗布し、病原体数を減らすこと
	環　境	細菌芽胞を除くすべての、または多くの病原体を殺滅すること

主な滅菌法には、高圧蒸気滅菌、乾熱滅菌、酸化エチレンガス滅菌、過酸化水素ガスプラズマ滅菌などがあります。このうち高圧蒸気滅菌が最優先です。

■消毒法の種類

清拭法	消毒薬をガーゼなどに浸みこませて表面を拭き取る
散布法	スプレーなどを用いて消毒薬を撒いたり、吹きつける
灌流《かんりゅう》法	チューブ類などの内腔に消毒薬を流し入れる
浸漬《しんし》法	消毒薬の入った容器に器具を浸漬する

■消毒薬の分類

高水準消毒薬	大量の芽胞以外のすべての微生物を殺滅
中水準消毒薬	結核菌、栄養型細菌、ほとんどのウイルス・細菌を殺滅。必ずしも芽胞を殺滅しない
低水準消毒薬	ほとんどの栄養型細菌、ある種のウイルス・真菌を殺滅

ミニ情報 滅菌、消毒は適切な濃度、温度、時間で行う必要がある。

いますぐチェック！

	問題	正誤	解説
Q1 重要	除菌とは、すべての微生物を殺滅除去することである	×	病原体数を減らして清浄度を高めることである
Q2 重要	消毒とは、病原微生物を死滅または除去することである	○	消毒は病原微生物を対象とする。滅菌はすべての微生物を死滅させる
Q3 頻出	ノロウイルス感染者が使用した食器はアルコールで消毒する	×	次亜塩素酸ナトリウムに浸して消毒する
Q4	手指消毒をすればウイルス感染を防ぐことができる	×	飛沫感染などの防御も必要である
Q5	哺乳瓶は、洗浄後、次亜塩素酸ナトリウムに浸漬して消毒する	○	なお、塩酸と混ぜるとガスを発生させ危険である
Q6 頻出	B型肝炎ウイルスにはエタノール消毒が有効である	×	アルデヒド系消毒などが有効である
Q7	尿器・便器はクレゾールに浸漬して消毒する	×	低水準消毒薬に浸漬する方法や蒸気消毒を用いる
Q8	床上の血液は中水準消毒薬を用いて拭き取る	○	中水準消毒薬を染み込ませたガーゼや布で拭き取る
Q9	チューブの消毒には、散布法が適している	×	チューブの内腔に消毒薬が行き届くよう、灌流法が適している

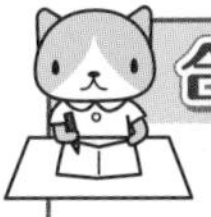

合格ゲットの＋α　関連事項

消毒液の作り方

必要な消毒液の作り方は次の計算式を用います。

必要原液量（mℓ）

＝指示濃度（％）×使用量（mℓ）÷原液濃度（％）

C. 感染防止対策 -Ⅲ

CHECK

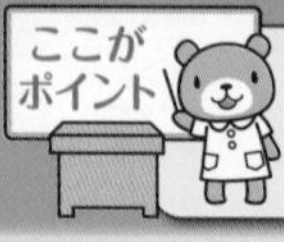

針刺し事故は、看護師が遭遇する可能性が高い事故である。防止策を正しく行っていれば防げる事例も多く、防止策について理解を深める必要がある。

針刺し事故の防止策

- 環境を整えます。
- 処置などの際には必ず手袋を装着します。
- 針刺し事故防止装置などがついた器材を使用します。
- リキャップをしません。
- 使用後の針は膿盆《のうぼん》などに置かず、ただちに専用の廃棄容器に捨てます。
- 使用後の針をもって歩くことがないよう、近くに専用の破棄容器を事前に準備します。
- 足もとに針が落ちることも考え、サンダルの使用は避け、つま先の覆われた靴を履きます。
- 血液や体液の飛散が考えられる場合は、マスクやゴーグルなどを使用します。
- 処置に要する時間と作業スペースを十分に確保します。

針刺し事故発生時の対応

①患部から血液を絞り出します。

②流水と石けんでよく洗います。

③患部を消毒します。

④患者がHBs抗原陽性の場合、被汚染者の免疫状態を確認し、感染の危険性がある場合は、48時間以内にHBsヒト免疫グロブリン（γグロブリン）を投与します。患者がHIV抗体陽性の場合も、できるだけ早く抗HIV薬の予防内服を検討します。

⑤担当部署の責任者へ直ちに報告します。施設に事故対策委員会などがある場合は報告し、指示を受けます。学生の場合は担当教官に報告します。

ミニ情報 作業スペースを確保することで、事故を防ぐことができる。

いますぐチェック！

Q1 重要	針刺し事故防止には、リキャップをする	×	リキャップは針刺し事故を誘発する
Q2	使用後の注射針は膿盆に捨てる	×	すぐに感染性廃棄物用の密閉容器に捨てる
Q3 重要	感染性廃棄物用容器は、廃棄物で容器が満杯になった時点で廃棄する	×	廃棄物は容器の7～8割溜まった時点で廃棄する
Q4	針刺し事故防止のため、1つ大きいサイズの手袋を使用する	×	サイズの合わない手袋は事故の誘因となる
Q5 頻出	処置や準備の際には、作業スペースを十分にとる	○	作業に集中できるよう、十分な作業スペースの確保といった環境を整えることが重要である
Q6	C型肝炎ワクチンを投与すると感染防止できる	×	B型肝炎ウイルスに対し、ワクチン接種が望まれる
Q7	針刺し事故後には、すぐに口で傷口を吸い取る	×	指を使って血液を絞り出す
Q8	耳朶《じだ》からの採血は、耳朶の裏に指を強く押しつけて行う	×	穿刺針が耳朶を貫通して針刺し事故の危険がある
Q9	HBs抗原陽性患者での針刺し事故が起きた場合、1週間以内にγグロブリンを投与する	×	48時間以内に投与する必要がある

合格ゲットの+α　重要語句

C型肝炎の検査

患者がHCV（C型肝炎ウイルス）抗体陽性の場合、HCV抗体と肝機能を定期的に検査する必要がありますが、有効な予防策はありません。

A. 栄養法 - I

CHECK

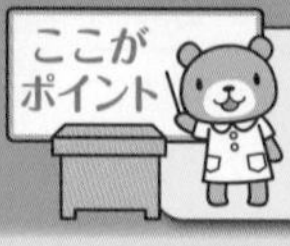

経口摂取できない場合の栄養補給法には、経管栄養法と経静脈栄養法がある。経静脈栄養法は経腸で摂取できない場合に適用する。

経管栄養法・経静脈栄養法

■栄養補給法の位置づけ

<table>
<tr><td rowspan="3">経腸栄養</td><td>経口的</td><td colspan="2">経口栄養法</td><td>一般人の栄養補給法</td></tr>
<tr><td rowspan="4">非経口的</td><td rowspan="2">経管栄養法</td><td><u>経鼻経管栄養法</u>
(胃・十二指腸・空腸上部)</td><td rowspan="2">鼻腔・胃《い》瘻《ろう》・腸瘻から栄養チューブを目的消化管まで通して経管栄養注入</td></tr>
<tr><td>瘻管法(胃・空腸)</td></tr>
<tr><td rowspan="2">非経腸栄養</td><td rowspan="2">経静脈栄養法</td><td>末梢静脈栄養法</td><td>末梢(四肢)の静脈から栄養素を補給</td></tr>
<tr><td><u>中心静脈栄養法</u>
完全静脈栄養法(TPN)
高カロリー輸液法(IVH)</td><td>鎖骨下静脈などから中心静脈までカテーテルを挿入し、高濃度液を補給</td></tr>
</table>

非経口的栄養法の特徴

■経鼻経管栄養法

- 鼻孔から胃まで<u>45</u>~<u>55</u>cmほどチューブを挿入して栄養剤を注入し、栄養補給を行う方法です。
- 体位は<u>ファウラー位</u>か<u>座位</u>にします。
- カテーテルの先端が胃内にあるかを<u>胃液吸引</u>で確認します。

■中心静脈栄養法

- 中心静脈栄養法は、経腸による栄養摂取が不可能(または禁止)の場合や、経口摂取が可能でも栄養不足の場合などに行われます。
- 近年では、患者のQOLを尊重し、完全皮下埋め込み式カテーテル(CVポート)を採用する動きになりつつあります。

ミニ情報 中心静脈栄養法のカテーテル留置は無菌操作で行う。

いますぐチェック！

Q1 頻出	成人の経鼻経管栄養法ではファウラー位が適切である	○	ファウラー位か座位にする
Q2 頻出	経鼻胃チューブが胃内に入っていることを確認する方法は、胃液吸引である	○	注射器で空気を5ccほど入れて気泡音を聴取する方法もある
Q3 重要	経管栄養法の実施中、患者が咳き込んだら注入を中止する	○	注入中に患者がむせたり咳き込んだりした場合には、誤嚥《ごえん》を疑い、注入を中止する
Q4	経管栄養法の終了後、体位は右側臥位《そくがい》にする	×	逆流や誤嚥を防ぐため、30～60分ほどファウラー位を保つ
Q5	短時間であれば末梢静脈からも高カロリー輸液を行うことができる	×	静脈炎などを起こすため、短時間でも行ってはならない
Q6 頻出	完全皮下埋め込み式カテーテル（CVポート）留置中は入浴できない	×	点滴していない間は自由に入浴できる
Q7	中心静脈栄養法を行っているときは発熱に注意する	○	常にカテーテルによる血流感染のリスクがあるため、挿入部の発赤や熱型に注意する
Q8	胃瘻からの栄養剤の注入は無菌操作で行う	×	無菌操作の必要はないが、適切な手洗いを実施する

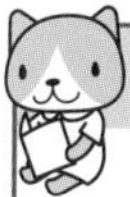

合格ゲットの＋α　関連事項

完全皮下埋め込み式カテーテル（CVポート）

　ポートを皮下に埋め込み、皮膚の上から注射針を刺して薬液や高カロリー輸液などを注入します。日常生活における特別な管理は不要であり、点滴治療をしていない間は運動や入浴など自由に行うことができます。

A. 栄養法 - Ⅱ

CHECK ✓ ✓

消化管を介して栄養を補給する経管栄養法には、栄養剤を鼻から胃にチューブを挿入して注入する方法や、胃瘻や腸瘻によって注入する方法がある。

胃瘻の注意点

- 器具が抜けると瘻孔は1日ほどで閉鎖してしまうため、抜けた場合は直ちに医師に報告します。
- 瘻孔部の圧迫壊死防止のため、外部ストッパーと皮膚との間に1～2cmのあそび(余裕)を持たせます。
- 1日1回以上は、外部ストッパー部分を回転させ、内部ストッパーの胃粘膜への埋没がないかを確認します。

胃瘻カテーテルの種類

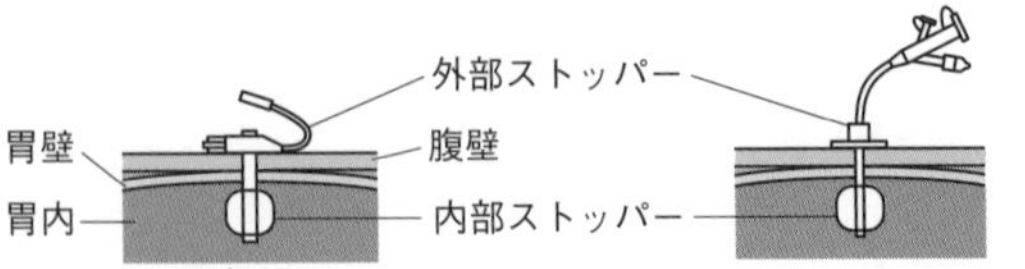

ボタンバルーン型　　チューブバルーン型

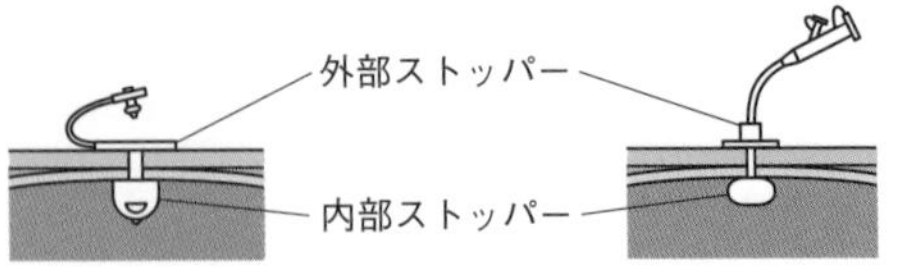

ボタンバンパー型　　チューブバンパー型

- バルーン型のバルーン内には蒸留水を注入し、1週間に1回程度、水量を確認します。
- チューブ型はボタン型に比べて接続がしやすいですが、邪魔になる部分もあり、抜去の原因になりやすいです。
- バンパー型はバルーン型に比べ抜けにくいという利点がある反面、交換時に痛みを伴いやすいという欠点があります。

ミニ情報 経管栄養中でも肺炎予防のため、口腔ケアは必ず行います。

✔いますぐチェック！

Q1	胃瘻は、消化管機能に問題がある場合に適応となる	×	経口摂取が困難で、長期にわたる経管栄養が必要であり、消化吸収機能が保たれている場合に行う
Q2 頻出	バルーン型の胃瘻カテーテルでは、バルーン内に生理食塩水を注入する	×	生理食塩水のミネラル分が結晶化すると、交換時に器具を抜去できなくなるため、蒸留水を注入する
Q3	胃瘻の外部ストッパーは皮膚との間に隙間なく固定する	×	瘻孔部の圧迫壊死を引き起こしてしまうため、あそびを持たせて固定する
Q4	経管栄養法では、栄養剤は温めて使用する	×	加温により細菌が繁殖しやすくなるため、温める必要はない
Q5	経管栄養中は口腔ケアを行わなくてもよい	×	唾液の分泌量が減り、口腔内の細菌が繁殖しやすいため口腔ケアは必要
Q6 重要	胃瘻では誤嚥は起こらない	×	胃から食道に逆流し、誤嚥を起こすことがある
Q7	経管栄養法では、栄養剤の注入終了後に白湯を注入する	○	チューブ内に栄養剤が残ると閉塞の原因になるため

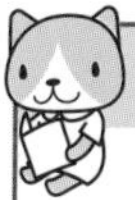

合格ゲットの＋α　関連事項

胃瘻の適応

長期にわたり、自発的な食事の摂取が困難な場合や摂食・嚥下障害が続く場合、経鼻カテーテルの挿入が困難な場合などに行われます。いずれの場合でも、消化・吸収の機能が保たれている必要があります。

B. 薬物療法

CHECK

患者が薬物療法を効果的かつ安全・安楽に受けることができるように援助する。薬物は投与経路によって作用の仕方が異なることに注意しよう。

経口与薬

■服薬時間と薬の性質

服薬時間	薬の性質
食前：食前30分	空腹時に、すみやかに全身作用が現れることを期待する薬
食後：食直後、食後30分	消化を助ける薬、消化管障害を起こしやすい薬
食間：食事中ではない、食事と食事との間、食後２～３時間	食事の影響を避けたい薬
頓用：必要時	１回服用で効果のある薬
時間薬：定められた時間・間隔	血中薬物濃度を一定に保って作用させる薬

注射

■皮内注射・皮下注射・筋肉内注射

皮内注射	26～27G	針の刺入は皮膚に平行に ※神経損傷の危険性はない
皮下注射	22～25G	針の刺入角度は10～30° 皮下組織とともに皮膚をつまみ上げて針を刺入
筋肉内注射	21～24G	針の刺入角度は45～90° ※神経損傷に注意

■静脈内注射

- 注射部位より７～10cm中枢側に駆血帯を巻きます。
- 静脈内注射では薬液が全身に回るので、マッサージは不要です。

■薬物の吸収速度と作用持続時間

静脈内注射＞筋肉内注射＞皮下注射＞皮内注射

ミニ情報 副作用として、インスリンは低血糖、抗生物質は耐性菌、など。

✔いますぐチェック！

☑ Q1 頻出 服薬の指示で食間とは、食事中のことである	×	食間とは食事と食事との間のこと
☑ Q2 頻出 300mg/5mℓと表記された注射薬を150mg与薬するのに必要な薬液量は、2.5mℓである	○	300：5＝150：x として、xを求める
☑ Q3 頻出 薬物血中濃度の上昇が速いのは、静脈内注射である	○	静脈内注射＞筋肉内注射＞皮下注射＞皮内注射の順となる
☑ Q4 舌下錠はかみくだいて飲み込むと吸収が速まる	×	舌の下または頬と歯茎の間に入れ、口腔粘膜から吸収させることにより、吸収が速まる
☑ Q5 直腸用座薬は直腸粘膜より吸収される	○	直腸用座薬は直腸内で溶解、直腸粘膜から吸収、血液に入る
☑ Q6 三角筋への筋肉内注射は、神経損傷の心配はない	×	三角筋には腋窩《えきか》神経が走行している。神経損傷を避けるため、肩峰《けんぽう》から3横指下に針を刺入する
☑ Q7 頻出 皮下注射は10～30°の角度で刺入する	○	筋肉内注射は45～90°、皮内注射は角度をつけず刺入する
☑ Q8 静脈内注射後は注射部位をよく揉む	×	静脈内注射後は、圧迫して止血する

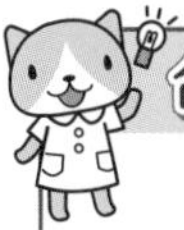

合格ゲットの＋α アドバイス

薬物療法

　看護師が医療過誤を起こす確率が最も高いのが、投薬に関するものです。医療安全対策が強化される中、国家試験でも投薬に関する問題が増加傾向です。投薬の目的･方法、管理体制などしっかり押さえておきましょう。

C. 輸液・輸血管理－Ⅰ

CHECK

ここがポイント

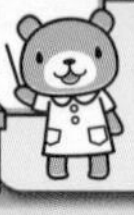

輸液ポンプの取り扱い方や輸液管理方法について正しく理解し、医師の指示通りの薬液量が投与されるよう、点滴滴下数の計算も理解する。

輸液管理

- 点滴筒を逆にしてクレンメを開き、点滴筒の1／2～1／3程度まで薬液を満たします。
- 点滴の滴下速度は、患者の姿勢や輸液ボトルの高さ、注射針の位置によって変化します。
- 輸液セットには２種類あり、20滴で１mℓとなる一般用輸液セットと、60滴で１mℓとなる微量（小児）用輸液セットがあります。

■滴下数の計算法

１分間の滴下数＝総輸液量×輸液セット１mℓの滴下数/〔時間(時)×60(分)〕で求めることができます。

例）

500mℓの輸液を、一般用輸液セットを用いて４時間で投与する場合、

500mℓ×20/(4時間×60)＝41.666

よって１分間に約41回の滴下数に設定します。

■輸液時の観察

- 針の固定状態
- 接続部の状態
- 刺入部位の発赤や腫脹の有無
- 血管痛の有無

■輸液に伴う合併症

- 静脈炎(化学的静脈炎、機械的静脈炎、細菌性静脈炎)
- 血管外漏出

ミニ情報 点滴静脈内注射は長時間かかることを考慮して穿刺《せんし》部位を選ぶ。

いますぐチェック！

Q1	点滴静脈内注射は、患側に行う	×	患側やシャント部位がある側は避ける
Q2	輸液中は血管外の輸液剤の漏れの有無を確認する	○	高齢者の場合、逆流があっても輸液剤の漏れが生じることもあるため気をつける
Q3	輸液の滴下速度が速すぎると肺水腫の危険性が高まる	○	肺水腫や急性心不全に至らないように、医師の指示を守る
Q4	点滴静脈内注射後は、止血するまで挿入部を圧迫する	○	止血が不十分であると内出血を招く
Q5 重要	輸液の滴下速度は腕を曲げた状態で調節する	×	腕を伸ばした状態で調節する
Q6 頻出	心臓の疾患のある患者には、滴下速度を速くする	×	心臓に負担がかかるため、指示通り設定する
Q7	点滴筒のすべてに薬液を満たしておく	×	点滴筒の1／2～1／3程度まで薬液を満たす
Q8 重要	経時的に滴下状況の観察をする	○	患者の体位や動作で滴下速度が変化するため、随時確認する
Q9	塩化カリウムを含む輸液は輸液ポンプを用いる	○	自然滴下の場合、誤って急速に滴下してしまうと高カリウム血症から心停止に至る危険性がある

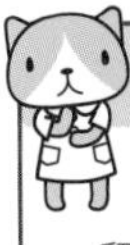

合格ゲットの+α　関連事項

刺入《しにゅう》の注意点

留置針の刺入部位に、発赤《ほっせき》、疼痛《とうつう》、腫脹《しゅちょう》などがないかを定期的に確認する必要があります。特に患者の就寝時や洗面などで移動する際には、刺入部に異常がないかを注意します。

C. 輸液・輸血管理－Ⅱ

CHECK

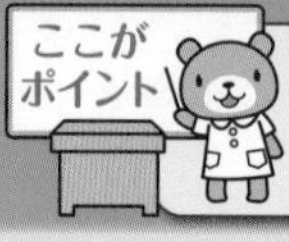

輸血とは、輸血者（供血者）の血液を体内に入れる治療法で、異物を体内に入れることと同じである。よって、安全に実施することが求められる。

実施前・準備

- 実施前には医療者２名で、次の確認を行います。

輸血指示書、輸血同意書、使用日時、患者氏名、生年月日、血液型（ＡＢＯ型、Ｒｈ型）、血液製剤の種類・量・有効期限、交差適合試験の結果、放射線照射の有無、患者の状態など

- 血液製剤は成分によって保存方法が異なります。

赤血球製剤	2～6℃で保存。通常の輸血では加温の必要はない
血小板製剤	20～24℃で振盪《しんとう》保存。冷蔵庫に入れない
血漿製剤	−20℃以下で保存。使用前に温湯にて融解する

- 血液製剤は手袋を着用して扱います。
- 濾過筒の付いた輸血専用のルートと血液ポンプを用います。

実施中

- 成人の場合、最初の10～15分間は１mℓ/分で輸血します。その後、患者の状況に応じて５mℓ/分まで速度を上げます。ただし、大量出血などの場合には急速輸血を行います。
- 副作用による症状がないか観察を行います。

発熱、胸痛・胸内苦悶、呼吸困難、全身倦怠感、瘙痒感、悪心、喘鳴《ぜんめい》、頻脈、血圧低下、皮膚紅潮、蕁麻疹など

- 輸血開始後５分間は患者の側を離れずに状態を観察します。

実施後

- 使用した血液製剤名、製造番号（ロット番号）などの記録は、少なくとも20年間保存します。

ミニ情報 輸血の副作用には即時型と遅発型がある。

いますぐチェック！

Q1	血液製剤を取り扱う際には、手袋を着用する	○	感染防止対策のため、手袋を着用して取り扱う
Q2	赤血球製剤は－20℃で保存する	×	2～6℃で保存する。温度管理は適正に行う
Q3	血小板製剤は冷蔵庫で保存する	×	20～24℃で、振盪しながら保存する
Q4	輸血は薬剤を混注して投与できる	×	薬剤によって血液凝固や溶血などを引き起こす可能性があるため、単独投与が原則である
Q5 重要	成人の場合、最初の10～15分間は1mℓ/分で輸血する	○	開始直後はゆっくり滴下し、患者の状態を観察しながら徐々に速くしていく
Q6	血液型不適合の場合、輸血開始後5～15分以内に症状が現れる	○	発熱、胸内苦悶、呼吸困難などの症状が現れる
Q7 頻出	輸血中に副作用の症状が現れた場合には、まず、バイタルサインを測定する	×	まず、輸血を中止する
Q8	使用後の血液製剤のバッグは一般ごみとして廃棄できる	×	感染性廃棄物として処理する

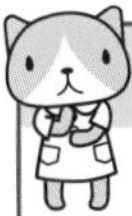

合格ゲットの＋α　関連事項

交差適合試験（クロスマッチ）

輸血前に患者と血液製剤が適合するかを調べる検査です。患者血清と輸血用血液の血球の反応で凝集や溶血の有無を判定する主試験と、患者血球と輸血用血液の血清の反応を判定する副試験とがあります。

D. 採血

CHECK ✓ ✓

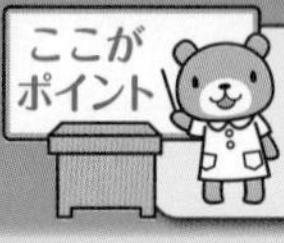

採血に適した穿刺部位を選択し、正しい手技で採血することが重要である。採血後に気分不快を訴える患者もいるため、注意が必要である。

刺入部位

麻痺側、乳房切除側、透析用シャント側でないことを確認し、太くてまっすぐな弾力のある血管を選択します。

■採血に適した上肢の静脈

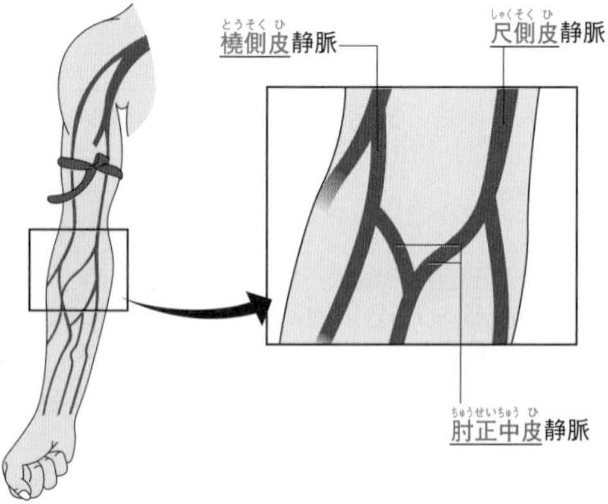

採血

①駆血帯は採血部位より7～10cm中枢側に巻きます。駆血時間は1分を超えないようにします。

②穿刺《せんし》部位の3～5cm程度下の皮膚を軽く手前に引き、静脈を固定します。

③針先の切断面を上にし、約15～30°の角度で刺入《しにゅう》します。

④採血終了後、刺入部を圧迫しながら抜針すると血管損傷を起こすことがあるので注意します。

⑤採血時後に血管迷走神経反射を起こすことがあるため、患者の様子に目を向けましょう。

⑥採血後は十分に圧迫止血をします。

ミニ情報 駆血時間が長くなると、血液の濃縮により血液データに影響が生じる。

いますぐチェック！

Q1 重要	麻痺がある患者の場合、麻痺側で採血する	×	麻痺側を避ける
Q2	採血には、やわらかい血管が適している	×	弾力のある血管を選択する
Q3	上肢の採血では、肘正中皮静脈などが選択される	○	このほかに、橈側皮静脈や尺側皮静脈も適している
Q4	採血時に血管迷走神経反射に注意する	○	過去に採血時気分が悪くなったことがある患者には、仰臥位で採血を行うとよい
Q5 重要	採血後は刺入部位をマッサージする	×	出血を助長するのでマッサージしない
Q6 頻出	採血では、注射針は45°の角度で刺入する	×	約15～30°の角度で刺入する
Q7 頻出	駆血帯は採血部位より末梢側に巻く	×	採血部位より7～10cm中枢側に巻く
Q8	採血には18Gの注射針を使用する	×	21～22Gの注射針が適している
Q9	採血終了後、駆血帯を外してから抜針する	○	駆血帯を外す前に抜針すると、出血のおそれがある
Q10	駆血帯を巻き、2分経過してから採血を行う	×	駆血時間は1分を超えないようにする
Q11	止血のため、刺入部を強く圧迫しながら抜針する	×	血管損傷を起こすため避ける

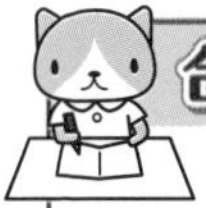

合格ゲットの+α

関連事項

注射針の選択

輸血や手術時は18～20G、筋肉内注射には21～24G、静脈内注射には21～23G、皮下注射には22～25G、皮内注射には26～27Gの注射針が用いられます。また投与薬液によって、使用注射針を選択します。

16. 診療に伴う看護技術

E. 呼吸管理－I

CHECK

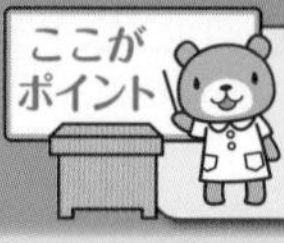

酸素療法は低酸素血症の改善・予防や、呼吸・心筋の仕事量を軽減するために行う。CO_2 ナルコーシスに注意して実施する。

酸素療法時の原則

■酸素療法の目的

- 低酸素血症の改善・予防
- 呼吸仕事量の軽減
- 心筋仕事量の軽減

■酸素療法の援助のポイント

- 医師に指示された酸素濃度・流量・吸入方法で行います。
- 器具・チューブの破損や接続部の緩み、折れ、分泌物による閉塞がないかを確認します。
- **火気**厳禁です（**2**m以内）。
- 電気製品や**静電気**にも注意します。
- 体位は座位かファウラー位にし、締めつけない衣服にします。
- 慢性呼吸不全患者には、**CO_2ナルコーシス**、無気肺、酸素中毒などが起こらないように、**低**酸素濃度から始めます。
- 口腔《こうくう》・鼻腔粘膜の乾燥や刺激を予防するため、**滅菌精製水**を用いて**加湿**します。
- 低酸素状態での呼吸困難、頻脈、チアノーゼ等に注意します。

酸素ボンベと酸素流量計の取り扱い

- 高圧ガス保安法により、酸素ボンベの容器の色は**黒**です。火気厳禁です。
- 酸素ボンベ内の酸素残量は**圧力計**の値から計算します。
- 酸素流量の設定は酸素流量計の浮《う》子《き》の位置で調整します。酸素流量計の目盛は、横から水平にみて、ボール型（球型）では**ボールの中央**、ローター型（コマ型）では**上端**に合わせます。

ミニ情報 医療施設で多く使用されている酸素ボンベは500ℓで、最高充填圧14.7MPa（150kgf/㎠）。

いますぐチェック！

Q1 頻出	酸素投与時の加湿に用いるのは生理食塩水である	×	滅菌精製水である
Q2	酸素吸入中は、口腔ケアを行う必要がない	×	口腔や鼻腔が乾燥しやすいので、口腔ケアは必要である
Q3 重要	CO_2ナルコーシス防止のため、酸素吸入は低濃度・低流量から始める	○	COPDなどの患者は、高CO_2では呼吸中枢が刺激されず、低O_2で刺激される
Q4	高濃度の酸素を長時間投与した場合、酸素中毒に注意が必要である	○	高濃度酸素により酸素中毒症状をきたすと、胸骨下が痛む
Q5 頻出	酸素吸入中は喫煙を禁止する	○	高濃度の酸素にたばこ等の火気を近づけると、衣類等に引火する危険がある
Q6 頻出	酸素ボンベ内の残量は酸素流量計の目盛から読み取る	×	圧力計の示す値から計算する
Q7 頻出	酸素ボンベの容器の色は緑である	×	容器保安規則により、塗装色が定められている。酸素は黒色。緑色は二酸化炭素(液化炭酸ガス)
Q8	酸素吸入時は寝具類は化学繊維のものにする	×	化学繊維や羊毛は静電気が起きやすく危険である

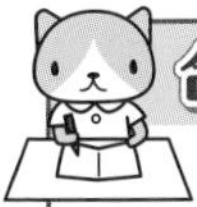

合格ゲットの+α　頻出テーマ

酸素ボンベの使用可能時間の計算

(例) 2 ℓ/分で酸素吸入をしており、500 ℓ酸素ボンベ(充填圧14.7MPa)の残圧が9を示している場合

- 酸素残量→500：14.7＝X：9　X≒306(ℓ)
- 使用可能時間→306(ℓ)÷2(ℓ/分)＝153(分)

E. 呼吸管理－Ⅱ

CHECK ✓ ✓

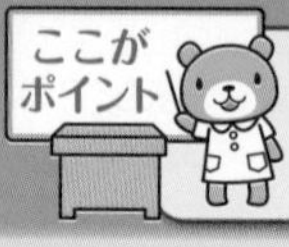

酸素を吸入する器具には鼻腔カニューラと数種類の酸素マスクがある。必要な酸素流量と吸入酸素濃度に応じて使い分ける。

鼻腔カニューラ（カニューレ）

■利点

- チューブの突起を鼻腔に挿入するので、食事や会話の妨げになりません。

■欠点

- 口呼吸をすると、酸素濃度が一定に保てません。

■酸素濃度の目安

- 1 ℓ/分で24%。流量が1 ℓ増加すると酸素濃度が4%上昇します。

酸素マスク

■利点

- 鼻と口をマスクで覆うので、酸素濃度を一定に保つことができます。

■欠点

- マスクの装着により、食事や会話が妨げられます。

■酸素マスクの種類

フェイスマスク	・蛇管はない ・吸入酸素濃度は設定できない ・マスクにたまったCO_2を再吸収しないよう、酸素の流量は5 ℓ/分以上とする
ベンチュリーマスク	・短い蛇管がついている ・アダプターによって酸素濃度を変えることができ、24～50%の安定した吸入酸素濃度が得られる ・高度の加温・加湿を行うことができる
リザーバーつき酸素マスク	・リザーバーバッグ内に高濃度酸素を溜めることができる

ミニ情報 酸素カニューラや酸素マスク装着中は耳や鼻の潰瘍に注意する。

✔いますぐチェック！

Q1 頻出	鼻腔カニューラは、酸素マスクに比べて、食事や会話が不自由である	× 酸素マスクの方が顔に密着し、生活に支障がある
Q2	鼻腔カニューラは、正しく装着するだけで一定の酸素濃度が保たれる	× 口呼吸をすると酸素濃度が不十分となる
Q3 重要	酸素マスクは、鼻腔カニューラに比べ、高濃度の酸素投与が可能である	○ 鼻腔粘膜への刺激や乾燥を避けるため、鼻腔カニューラの流量は5ℓ/分以下とする
Q4	フェイスマスクでは、酸素流量が少ないとCO_2の蓄積が起こる	○ マスク内に蓄積したCO_2を再吸入してしまう
Q5	リザーバーつき酸素マスクは、より高濃度の酸素吸入が期待できる	○ リザーバーに酸素を貯留できる
Q6	ベンチュリーマスクは吸入酸素濃度の調節がしやすい	○ 1回換気量に左右されず、安定した酸素吸入が可能である
Q7	酸素流量計の加湿瓶には生理食塩水を入れる	× 加湿瓶には滅菌精製水を入れる
Q8	超音波ネブライザー使用中は、大きくゆっくりと呼吸するよう促す	○ 素早い呼吸では、エアロゾルがぶつかり合って壊れるため肺胞に到達せず、十分な効果が得られない

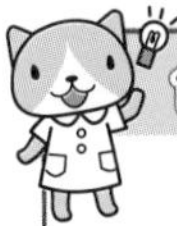

合格ゲットの+α　重要語句

超音波ネブライザー

超音波ネブライザーは、超音波によって薬液に振動を与え、エアロゾル(約0.5～5μmの粒子)として肺胞に到達させる吸入器です。主に呼吸器疾患の治療として、薬液を肺の奥へ到達させる目的で使用されます。

E. 呼吸管理－Ⅲ

CHECK

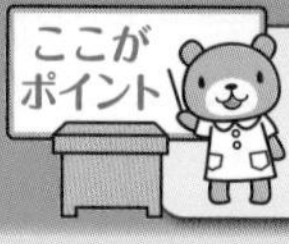

分泌物等を体外へ排出させるために、口腔内・鼻腔内・気管内を一時的に吸引する技法がある。体位ドレナージでは重力を利用する。

口腔内・鼻腔内吸引、気管内吸引

体腔内・管腔内・臓器内などに病的に貯留した液体(分泌物・体液・滲出《しんしゅつ》液)や空気などを、陰圧により体外に排出させることを吸引といいます。

■適応

- 咳嗽《がいそう》反射の低下により、自力での痰喀出《たんかくしゅつ》が困難な場合
- 痰の粘稠《ねんちゅう》度が高い場合
- 気管切開中(あるいは気管内挿管中)の場合　など

■種類

- 一時的吸引法(口腔《こうくう》内・鼻腔内・気管内)
- 持続的吸引法(胸腔内ドレナージ)

■処置のポイント

- 感染予防のため、使用物品は口腔用・鼻腔用・気管用に区別します。
- 気管内吸引は無菌操作で実施します。
- 吸引時には手袋を着用します。

■処置中の注意点

- 吸引圧は、気管内吸引では最大150mmHg、口腔内・鼻腔内吸引では200mmHg程度に設定します。
- 吸引中は気管・口腔・鼻腔ともに1回の吸引時間を10秒以内とします。
- 吸引の刺激で嘔吐するおそれがあるので、誤嚥《ごえん》に注意します。

体位ドレナージ

重力を利用して排痰する方法を体位ドレナージといいます。分泌物が上下・左右・前後のどの位置にあるかを判断した上で、体位を選択します。

ミニ情報 口腔内・鼻腔内吸引は誤嚥防止のため顔を横向きにして行う。

いますぐチェック！

Q1 頻出	気管内吸引の時間が長いと低酸素血症を生じやすい	○ 気管内吸引は、分泌物とともに酸素も吸引する
Q2 頻出	気管内吸引では、吸引圧を最大150mmHgとする	○ 吸引圧が高すぎると気管粘膜の損傷や低酸素血症の原因となる
Q3	鼻腔内吸引は無菌操作で行う	× 口腔内・鼻腔内吸引は無菌でなくてよい
Q4	気管切開部からの吸引の場合、カテーテルを20cm挿入する	× 気管分岐部までの10～15cm挿入する
Q5	一時的吸引では、吸引圧をかけながら気管内に挿入する	× 粘膜の損傷を防ぐために、挿入時はカテーテルを閉塞し、吸引圧をかけない
Q6 重要	体位ドレナージ施行中は、浅く胸式呼吸を行う	× 深呼吸を行い、肺を拡張させ、分泌物を移動しやすくする
Q7 頻出	左下葉に病巣がある患者の体位ドレナージは、右側《そく》臥《が》位《い》で頭部を低くする	○ 右側臥位にすると左肺全体の位置が高くなる。さらに、頭部を低くすることで、左下葉を最も高い位置に保持できる

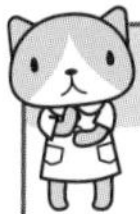

合格ゲットの＋α　関連事項

気管内吸引の順序

気管内吸引は清潔操作のため、以前は「気管→口腔」の順でしたが、現在は「鼻腔→口腔→気管」の順で行われています。これは、気管内を吸引すると肺や気管が陰圧になったり、吸引の刺激で咳込んだりすることで、鼻腔や口腔の分泌物が気管に流れ込んでしまう（吸引の効果が十分に得られない）ためです。

F. 救命救急処置 - I

CHECK ✓ ✓

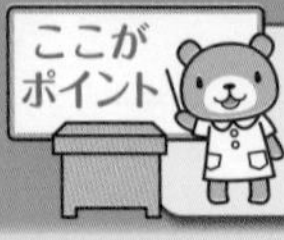

気道確保、人工呼吸、心マッサージなどの救急救命処置は誰でも行える処置で、素早い開始が患者の予後を左右する。正しい手技の理解が必要である。

気道確保

気道狭窄《きょうさく》や閉塞が起こった場合に、呼吸通路を確保するために行います。頭部後屈顎先《あごさき》挙上法が第一選択です。

■頭部後屈顎先挙上法

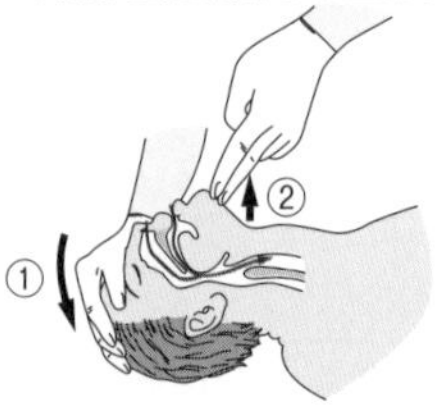

①患者の額を手で支えて後屈させる。
②もう一方の手の人差し指と中指を下顎の顎先中央の骨の部分にあてる。

人工呼吸

口対口人工呼吸、ポケットマスク法、バッグバルブマスク法、人工呼吸器を用いる機械的方法があります。

口対口人工呼吸、バッグなどを用いた人工呼吸では、加圧時に患者の胸部が挙上しているかを確認しながら行います。

胸骨圧迫

心臓が停止した場合に、循環動態を回復させるために行います。

胸骨圧迫心マッサージでは、100～120回/分のテンポで圧迫します。

■胸骨圧迫の位置

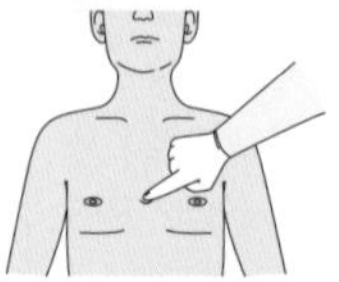

胸の真ん中を胸骨圧迫の深さが約5cm(成人)になるように行う。ただし、6cmを超えないようにする。

ミニ情報 小児の胸骨圧迫は、胸の厚さの約1/3が沈み込む程度とする。

いますぐチェック！

Q1 重要	気道確保の第一選択は下《か》顎《がく》挙上法である	× 頭部後屈顎先挙上法である
Q2	気道確保は人工呼吸をすれば必要がない	× 胸骨圧迫の後、気道確保をして、人工呼吸に移る
Q3	人工呼吸を行う際は、患者の胸部挙上を確認する	○ 十分に空気が肺に送られているかを確認する
Q4	死戦期呼吸がみられる場合は、ただちに心肺蘇生を行う	○ 心停止と同等と判断し、ただちに開始する
Q5	心停止していれば胸骨圧迫をすぐに行う	○ まず循環動態を回復させるために胸骨圧迫を行う
Q6 頻出	胸骨圧迫と人工呼吸の回数は15：2である	× 成人も小児も胸骨圧迫と人工呼吸の回数は30：2である
Q7 頻出	胸骨圧迫心マッサージは60回/分のテンポで行う	× 100～120回/分 のテンポで行う
Q8	胸骨圧迫心マッサージの部位は、左乳頭の上である	× 胸の真ん中を胸骨圧迫の部位とする
Q9	成人の胸骨圧迫は圧迫の深さが1cm程の強さで行う	× 約5cm沈むように圧迫する。ただし、6cmを超えないようにする

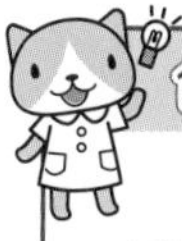

合格ゲットの+α　関連事項

気道確保

気道確保の方法として、頭部後屈顎先挙上法が一般的ではありますが、転落事故や交通事故などで頸髄損傷が疑われる場合には、両手または指で顎を引き上げて気道を確保する下顎挙上法が行われます。

16. 診療に伴う看護技術

F. 救命救急処置 - Ⅱ

CHECK

自動体外式除細動器〈AED〉や止血法は、医療現場以外でも日常生活の中で必要とされる場合に遭遇し得るため、正しい手技を理解しておく必要がある。

AEDによる除細動

除細動は危機的不整脈(心室細動、無脈性心室頻拍)を除去するために通電し、正常心調律に戻すために行います。

AEDは空港など公共の場に配備され、医学的判断ができない一般の人も使用できるように設計されたものです。AEDから発せられる音声に従いボタンを押すなど、操作が分かりやすく説明されています。

止血

■動脈の走行と間接的圧迫止血の部位

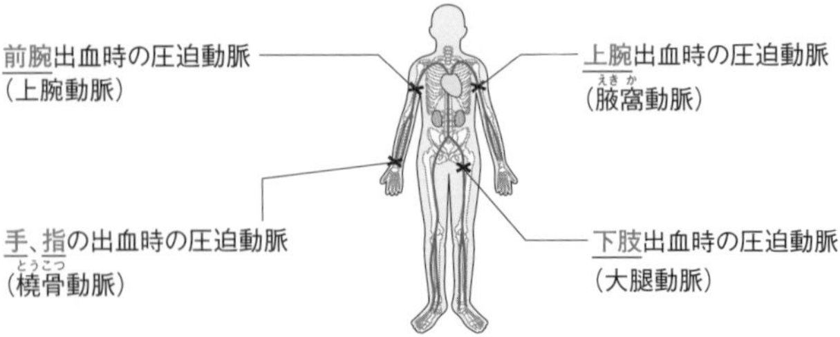

止血は大きく2つに分けられます。

■止血法の分類

直接的圧迫止血法	・出血部位を清潔なガーゼなどで押さえて直接圧迫する ・過度な圧迫、長時間の圧迫は、神経麻痺や組織の壊死《えし》など合併症につながるおそれもあるので注意する
間接的圧迫止血法	・手足では、出血部位を心臓より高い位置に保持する ・頭部では、浅側頭《せんそくとう》動脈、上腕は腋窩動脈、前腕は上腕動脈、指は指動脈、大腿部は大腿動脈、下肢は膝窩《しっか》動脈を手や指などで強く圧迫する

ミニ情報 心室細動、無脈性心室頻拍には除細動が必要である。

✓いますぐチェック！

Q1 重要	AEDは心室細動になっていたら実施する	○	危機的不整脈の除去に有効である
Q2	AEDの電気ショック実施後は患者に触れない	×	ショック時には患者に触れないよう離れる
Q3 頻出	AEDは医療資格保持者のみが使用できる	×	誰でも使用できる
Q4	直接的圧迫止血法での圧迫は5分までにとどめる	×	出血が止まるまで圧迫を行うが、壊死を防ぐために定期的に減圧する
Q5	間接的圧迫止血法は出血部周囲の血管を圧迫することである	×	出血している部位より心臓に近い部位を圧迫して止血する方法である
Q6 頻出	止血帯での止血では、出血部位より中枢側を巻く	○	血液の循環を止めるので、中枢に向かって巻く
Q7	止血のため、出血部位を温める	×	血管を収縮させるため、冷却する
Q8	止血には、出血部位を心臓より低く保つ	×	心臓よりも高い位置に保持する
Q9	上腕からの出血時は橈骨動脈を圧迫止血する	×	腋窩動脈を圧迫止血する
Q10	下肢からの出血時は前脛骨動脈を圧迫止血する	×	大腿動脈を圧迫止血する

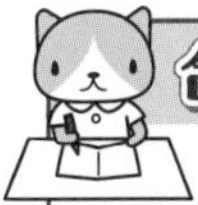

合格ゲットの＋α　重要語句

救命の連鎖

迅速な119番、迅速な心肺蘇生法、迅速な除細動、迅速な二次救命処置の４つが、現場から医療施設まで途切れることなく実施されることが救命を左右します。

F. 救命救急処置 - Ⅲ

CHECK

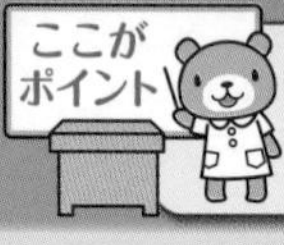

トリアージは、一度に大勢の負傷者が発生した場合に、緊急度、重症度を判定し、治療や搬送が必要な負傷者の優先度を見極める際に行われる。

トリアージ

傷病者の緊急度、重症度を判定し、治療や搬送の優先度を判定することをいいます。

■トリアージの原則

①傷病者全員に行う ②1人の判定は30秒以内で行う ③生命＞機能＞美容の優先順位で行う ④トリアージタッグを用いる ⑤繰り返し行う

災害時に医師、看護師、救急隊などがトリアージを行う際に使用する識別票をトリアージタッグといいます。

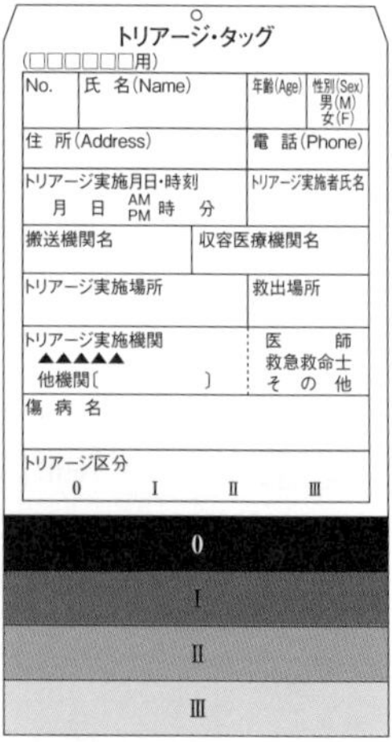

表面には傷病者の氏名、年齢、性別、住所、トリアージ実施日時、トリアージ実施者氏名、搬送機関名、収容医療機関名、トリアージの実施場所などを記入します。下方の色分け部分は切り離すことができ、トリアージの結果が一目でわかるようになっています。

■トリアージタッグによる重症度の判断

黒(0) (非治療群)	赤(Ⅰ) (最優先群)	黄(Ⅱ) (中等症群)	緑(Ⅲ) (軽症群)
生命兆候がない者、その状況では明らかに救命の可能性がない者	生命の危機が迫っており、すぐに処置が必要な者	2～3時間処置を遅らせても救命可能な者	軽症外傷で通院処置が可能な者

ミニ情報 トリアージタッグの優先装着部位は、①右手 ②左手 ③右足 ④左足 ⑤頸《けい》部。

いますぐチェック！

Q1	トリアージは行われた治療の効果を判定するために行われる	×	患者の選別を行い、治療の優先度を決めるために行われる
Q2	トリアージは年齢も考慮して行う	×	病状で判断する
Q3 重要	トリアージを行った医師が治療する	×	トリアージのみに専念し、治療に参加しない
Q4 頻出	トリアージタッグの優先順位は赤色が最優先である	○	赤→黄→緑→黒の順である
Q5	トリアージは一度行えば繰り返さない	×	状況は変化するため、繰り返し行う
Q6	トリアージタッグにはトリアージ実施者の氏名を記入する	○	記入項目の基本情報として決まっている
Q7	トリアージは死亡している人には行わない	×	死亡者も含め、傷病者全員に行う
Q8 頻出	トリアージタッグは全員頸部に装着する	×	右手を最優先して装着する
Q9	トリアージは医師以外でも行える	○	看護師などが行うこともある
Q10	トリアージタッグが黄色の場合は、治療は行われない	×	2〜3時間処置を遅らせても救命可能な者であり、上位治療優先者の治療後に治療となる

合格ゲットの+α　関連事項

災害看護のサイクル

災害看護のサイクルには、トリアージ、応急処置、搬送、避難を行う超急性期、生存者への身体的対応や二次災害の防止を行う急性期、心のケアが必要な亜急性期、減災に向けての体制作りを行う静穏期があります。

G. 皮膚・創傷の管理 - I

CHECK

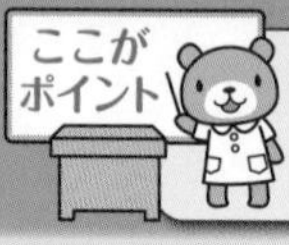

褥瘡は、生体局所の長時間の圧迫・摩擦による局所循環不全、また、排泄物で皮膚が不潔である場合や、低栄養状態で生じる。

創傷管理

■創傷の処置の3S

- 洗浄(Senjyo):膿性分泌物は洗浄し排出
- 消毒(Syoudoku):創の中心から外側に向かって広範囲に消毒。創の壊死《えし》組織や異物の除去により治癒を促進(**デブリードマン**)
- 止血(Siketsu):滅菌ガーゼなどで圧迫止血

■ドレッシング材の使用

湿潤環境による創の治癒促進や**感染防止**のため、鮮紅色の肉芽には**ドレッシング材**(創傷被覆材)を使用します。

褥瘡

長期の寝たきりによって局所の循環不全が生じた結果、何らかの皮膚障害をきたしたもの。最終的には組織が**壊死**します。

■褥瘡の発生要素

- ブレーデン・スケール:褥瘡発生の危険度評価(6項目)
  ①知覚の認知　②湿潤　③活動性　④可動性　⑤栄養状態
  ⑥摩擦とずれ

■褥瘡の好発部位

- 仰臥位《ぎょうがい》:後頭部、肩甲骨部、肘頭部、仙骨部、踵骨部
- 側臥位《そくがい》:耳介部、肩峰突起部、肋骨部、腸骨部、大転子部

■褥瘡程度の分類(深さによる分類)

- Ⅰ度:圧迫を除いても持続する発赤
- Ⅱ度:表皮あるいは真皮までの水疱、びらん、潰瘍《かいよう》
- Ⅲ度:真皮を超え皮下組織にまで至る褥瘡
- Ⅳ度:皮下組織を超え筋肉や腱、関節包、骨などに至る褥瘡

ミニ情報 創傷の深さや感染の有無などにより、使用するドレッシング材を選択する。

いますぐチェック！

Q1 頻出	壊死組織がある場合は、ドレッシング材で創を密閉する前にデブリードマンを行う	○ 感染した組織や壊死組織を取り除く外科処置のことをデブリードマンという
Q2 頻出	仙骨部にある褥瘡のケアとして、仙骨部に円座を使用する	× 円座を使用すると、局所循環不全が強まり、悪化する。体圧分散寝具を使用する
Q3 頻出	褥瘡発生の予測に用いるのは、グラスゴー・コーマ・スケールである	× ブレーデン・スケールである
Q4 頻出	仰臥位安静の患者の褥瘡好発部位は、大転子部である	× 仰臥位の場合の好発部位は仙骨部、側臥位では大転子部、外顆部等である
Q5	褥瘡予防のため、体位変換は原則2時間ごとに行う	○ 長時間の同一体位による圧迫は褥瘡の原因となる。定期的かつ十分に体位変換を行うのが望ましい
Q6 重要	褥瘡の予防のため、体圧分散寝具を使用する	○ 体圧分散マットレスなどを利用する
Q7	褥瘡の初期症状は水疱である	× 発赤である。発赤の後に水疱・びらんがみられる

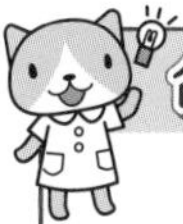

合格ゲットの＋α　アドバイス

体位変換の頻度

褥瘡予防のため、寝たきりの患者には原則２時間ごとの体位変換が一般的に推奨されています。体圧分散マットレスなどを使用した場合では、４時間を超えない範囲で行えばよいとの知見もありますが、患者の状況に合わせて対応することが重要です。

G. 皮膚・創傷の管理 - Ⅱ

CHECK

褥瘡予防・管理ガイドラインに沿って褥瘡の状況を正しく見極め、その状況に応じた治療やケアを行うことが必要である。

褥瘡の予防

■外力に対する看護

- 体位変換：基本は2時間ごとですが、体圧分散寝具を使用する場合は4時間以内の間隔で行います。体位変換時には圧迫されていた部位の皮膚の観察を行い、発赤など異常がある場合は2時間よりも短い間隔で体位変換を行います。
- 30度側臥位：腸骨部や大転子部を圧迫せず、接触面積が多くなるため体圧分散が図れる体位です。
- ずれの解消：日々の看護実践の中でずれを生じさせないように心がけます。
- 座位姿勢の保持：座位になる場合は90度座位にします。
- 体圧分散寝具：圧移動や姿勢保持機能がある特殊ベッドやエアーマット、ウレタンフォームマットレスなどを活用します。
- 踵部の除圧：クッションなどを活用して踵を浮かせるように体位を整えます。

■組織耐久性に対する看護

- 尿・便失禁の看護を行い、排泄後は速やかにオムツを交換。
- 通気性の良い寝具を選びます。
- 栄養状態を整え低タンパクを防ぎます。

褥瘡の処置

- 創部の状態に合わせて外用薬やドレッシング材を使用。壊死組織は褥瘡の治癒を遅らせるため除去される場合が多いです。
- 創部の洗浄と感染予防を行います。創部が仙骨部にある場合、失禁による汚染を防ぐために半透明のポリウレタンフィルム剤などで保護します。

ミニ情報 褥瘡予防・管理ガイドラインは最新版を学習する。

✔いますぐチェック！

☑ Q1	低アルブミン血症では褥瘡の治癒が遅れる	○	低アルブミン血症、貧血などにより栄養状態が不良であると褥瘡発生のリスクが高まり治癒が遅れる
☑ Q2	脂肪・筋肉量の減少は褥瘡リスクを高める	○	圧迫を受けやすくなるためである
☑ Q3	ずれ防止のため、ベッドアップは40°までにするとよい	×	30°までである
☑ Q4	ブレーデン・スケールの初回評価は入院後１週間以内に行う	×	24～48時間以内に行う
☑ Q5	長期臥床者に対し、背中にバスタオルを敷くことで発汗を予防できる	×	背中にバスタオルを敷くことで、皮膚温を上昇させ発汗を増加させる
☑ Q6	スキン-テアは褥瘡の1つである	×	スキン-テアは皮膚裂傷である
☑ Q7	深部損傷褥瘡の早期発見には視診が有効である	×	サーモグラフィーと超音波画像診断法の組み合わせが有効
☑ Q8	褥瘡の好発部位は踵部である	×	仙骨部である
☑ Q9	擦過創は真皮までに限局し皮下組織には及ばないことが多い	○	擦過創は摩擦等の外力により皮膚の表層が傷ついて生じる

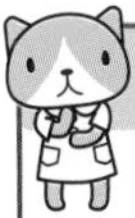

合格ゲットの＋α　関連事項

医療機器関連圧迫創傷

医療用弾性ストッキングや非侵襲性陽圧換気のマスク、ギプス・シーネなどの医療機器が皮膚に圧迫を生じさせ発生する創傷です。

試験によく出る

主な検査項目とその基準値

一般検査

■尿検査

項　目	基準値	症　状
量	800～ 1,600mℓ/日	増加：尿崩症、糖尿病、心不全など 減少：腎炎、腎不全、脱水、ショックなど
pH	5.0～7.5	アルカリ性：アルカローシス、尿路感染症など 酸性：飢餓状態、発熱、脱水、アシドーシスなど
比重	1.006～ 1.030	高値：糖尿病、脱水症、ネフローゼ症候群など 低値：尿崩症、急性腎不全など
タンパク質	陰性(—)	陽性：糸球体腎炎、ネフローゼ症候群、IgA腎症、起立性タンパク尿など
グルコース	陰性(—)	陽性：高血糖、代謝性疾患、甲状腺機能亢進症、クッシングなど
ビリルビン	陰性(—)	抱合型(直接)ビリルビン陽性：黄疸患者の胆道閉塞による高値

血液検査

■血球検査

項　目	基準値	症　状
赤血球数 (RBC)	男427万～570万/μℓ 女376万～500万/μℓ	増加：赤血球増加症(多血症) 減少：貧血 *赤血球の約2/3が水、残りの1/3がヘモグロビン
ヘモグロビン (Hb)濃度	男13.5～17.6g/dℓ 女11.3～15.2g/dℓ	
ヘマトクリット (Hct/Ht)値	男39.8～51.8% 女33.4～44.9%	
血小板数	15万～35万/μℓ	減少：出血傾向、再生不良性貧血、白血病など 増加：血栓形成、慢性骨髄性白血病など
白血球数 (WBC)	4,000～8,000/μℓ	増加：急性感染症、外傷、熱傷、急性心筋梗塞、悪性腫瘍など 減少：再生不良性貧血、白血病、膠原病、肝硬変、エイズなど
プロトロンビン時間(PT)	11～13秒	延長：先天性凝固性異常症、後天性凝固異常症(重症肝障害、ビタミンK欠乏症)
トロンボテスト (TT)	70～130%	活性度低下：第II・VII・IX・X因子の欠乏症、ビタミンK欠乏症、重症肝障害など
フィブリノゲン	200～400mg/dℓ	増加：心筋梗塞、脳血栓、糖尿病、ネフローゼ症候群、加齢、妊娠中など 減少：無フィブリノゲン血症、消費の亢進(播種性血管内凝固症候群)など

化学検査

■血清

項　目	基準値	症　状
総タンパク質	6.5〜8.0g/dℓ	高値：脱水症、多発性骨髄腫、膠原病など 低値：肝硬変、ネフローゼ症候群など
アルブミン	3.8〜5.2g/dℓ	高値：脱水症など 低値：肝硬変、栄養不良、ネフローゼ症候群など
アルブミン/グロブリン比	1.2〜2.0	＊血清総タンパク質の約65％はアルブミン、約20％はγグロブリン

■水・電解質

項　目	基準値	症　状
血清ナトリウム	135〜145mEq/ℓ	高値：意識障害、水分摂取不能状態、尿崩症、下痢、原発性アルドステロン症など 低値：利尿薬の副作用、浮腫性疾患、アジソン病、抗利尿ホルモン分泌異常症候群など
血清カリウム	3.5〜5.0mEq/ℓ	高値：溶血性疾患、悪性腫瘍細胞の壊死、急性・慢性腎不全、代謝性アシドーシスなど 低値：発汗、下痢、嘔吐、吸収不良症候群、アルカローシスなど
血清カルシウム	8.6〜10.0mg/dℓ	高値：副甲状腺機能亢進症、活性型ビタミンD過剰、多発性骨髄腫など 低値：慢性腎不全、副甲状腺機能低下症、急性膵炎など
血清マグネシウム	1.7〜2.6mg/dℓ	高値：腎不全、甲状腺機能低下症など 低値：アルコール中毒、吸収不良症候群など

■腎機能

項　目	基準値	症　状
血清クレアチニン(Cr)	男0.65〜1.09mg/dℓ 女0.46〜0.82mg/dℓ	高値：腎炎、腎不全、心不全など 低値：妊娠中、尿崩症、筋ジストロフィー、肝不全など
血中尿素窒素(BUN)	9〜21mg/dℓ	高値：腎炎、腎不全、心不全、脱水症、腸管内出血など 低値：妊娠、尿崩症、肝不全など
クレアチニンクリアランス(Ccr)	91〜130mℓ/分	高値：急性腎炎、慢性腎炎、腎不全、心不全など 低値：妊娠、尿崩症、筋ジストロフィー、肝不全など

■血清酵素

項　目	基準値	症　状
AST(GOT)	11〜33IU/ℓ/37℃	高値：急性・慢性肝疾患、胆道・膵疾患、心疾患・筋肉疾患など
ALT(GPT)	6〜43IU/ℓ/37℃	
乳酸脱水素酵素	120〜245IU/ℓ	高値：急性肝炎、肝臓がんなど
クレアチンキナーゼ	男57〜197IU/ℓ 女32〜180IU/ℓ	高値：急性心筋梗塞、狭心症、筋ジストロフィーなど
アミラーゼ	60〜200IU/ℓ	高値：急性膵炎、耳下腺炎など
γ−GTP	男10〜50IU/ℓ 女9〜32IU/ℓ	高値：胆汁うっ滞、閉塞性黄疸、アルコール性障害など

さくいん

英数字

あ

か

さ

た

な

は

監修／小木曽加奈子（岐阜大学医学部看護学科准教授）
編集協力／株式会社エディット
企画編集／成美堂出版編集部
本文イラスト／さややん。

本書に関する正誤等の最新情報は、下記のURLをご覧ください。
https://www.seibidoshuppan.co.jp/support/

上記アドレスに掲載されていない箇所で、正誤についてお気づきの場合は、書名・発行日・質問事項(ページ・問題番号など)・氏名・郵便番号・住所・FAX番号を明記の上、**郵送**または**FAX**で、**成美堂出版**までお問い合わせください。

※ **電話でのお問い合わせはお受けできません。**
※ 本書の正誤に関するご質問以外はお受けできません。また受験指導などは行っておりません。
※ ご質問の到着確認後10日前後に、回答を普通郵便またはFAXで発送いたします。
※ ご質問の受付期間は、2025年の2月の試験日の10日前到着分までとさせていただきます。ご了承ください。

これだけ覚える 看護師国試 必修問題 '25年版

2024年8月1日発行

監　修　小木曽加奈子《おぎそかなこ》
発行者　深見公子
発行所　成美堂出版
〒162-8445　東京都新宿区新小川町1-7
電話(03)5206-8151　FAX(03)5206-8159
印　刷　広研印刷株式会社

ISBN978-4-415-23877-7
落丁・乱丁などの不良本はお取り替えします
定価はカバーに表示してあります